シリーズ ケアをひらく

こんなとき私はどうしてきたか

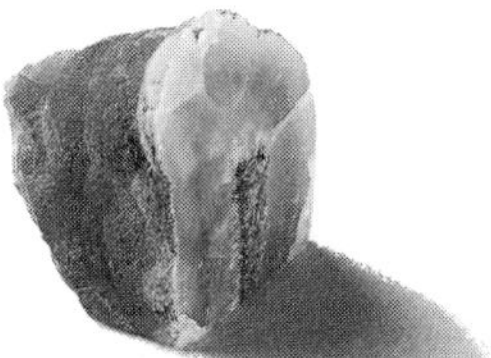

中井久夫
Nakai Hisao

医学書院

こんなとき私はどうしてきたか—目次

本書は、二〇〇五年六月～〇六年十月まで、兵庫県の有馬病院でおこなわれた「医師・看護師合同研修会」での講義内容をまとめたものである。

表紙題字：中井玲子

1

こんなとき私はどう言うか

1 患者さんと出会ったとき

かれらは何を知りたいのか

みなさん、こんにちは。

みなさんは、患者さんがいちばん必要としている情報は何だと思われますか。いまでは患者さんに病名を告げるのは普通になってきましたけれども、ほんとうに患者さんが知りたいのは、病名もさることながら、「これは何事か」と並んで「これから私はどうなるのか」ということだろうと思います。これを告げることは、患者さんにとって非常に大きな回復力になると私は思います。

病気になって入院したというのは、思いがけない、いわれのない罪で逮捕されたときと似ています。ときには「拉致《らち》」ですね。ここで萎えても当然と思われませんか。

そういうときにいきなり「きみは挙動不審で逮捕されたのである」と言っても、「どこが不審ですか」となって不毛なんですよ。逮捕されたときは、「これからどうなるのか」をいちばん知りたいはずです。

「一生に何度もない、大事なときである」──状況を説明する

まず、精神科受診の体験が初めての場合です。そのときの患者さんは、あんがい自分は平気だ、大丈夫だ、普通だと思っています。したがって私が患者さんに最初に出す情報は、「あなたは一生に何度かしかない、とても重要なときにいると私は判断する」ということです。これにはうなずく方が多かったですね。

「私は判断する」という言葉を使うのは、自分が責任をもって事に当たるということを伝えるためです。せっかくうんと努力してそこまで行ったのに残念だとか、一生懸命やってきてもうちょっとで一種の悟りみたいなものに達するのに医者に邪魔された、という恨みをもっている人がときどきいますよね。長いあいだ待ち望んでいたことの達成感をこのときに持っておられる場合もあるわけです。もちろん苦しさもあり、はたして何を得たのかと空虚感もあるでしょうが、長い努力のはてに人間の域を越えたと思っている人もときにはいました。

治療が順調に進み出してからも、薬でたぶらかされて治ってるよりはあのときのほうがずっとよかったと考える人はけっこういます。特になぜか再発が近づいたときです。病気にはたしかに誘惑の力がありますから、とにかく「私はそういうふうに判断する」ということを伝えるわけです。

これは看護師さんが言ってもいいと思います。「あなた、いま大事なときよ。一生にそう何度もないのよ」と。入院の場合は、「ここでしばらく過ごしたらよいほうに変わってくる」と言っておくことは大事なことです。われわれは患者さんを見慣れていますけれど、患者さんにとっては生ま

れてはじめての体験です。このことは決して忘れずに頭に置いておきましょう。これ一つだけ頭に置いておくと、他のことが全部違ってくるはずです。

ついでにいうと、「人生に、ひょっとしたら二、三度しかないような大事なときというのが、ときどきあるもんだよ」というように、ちょっと一般化するのがいいですね。「そういうときがあるもんだよ。そして、いまがそのときだと私は判断する」とつなげるわけです。看護師さんだったら、「先生は真剣にそう思っている。顔でわかる。私も同じ考えです」などとフォローしてくれると医者はありがたいですね。

「これから大いに変わりうる」——希望を処方する

さて、「私はこれからどうなるのでしょう」と患者さんに聞かれたら、みなさんはどう答えますか。

なによりも大切なのは「希望を処方する」ということです。私は、予後については「医療と家族とあなたとの三者の呼吸が合うかどうかによってこれからどうなるかは大いに変わる」ということだけを申します。つまり、「幅がある」「可塑性がある」「変わりうる」ということです。

まず私は医者としてはへりくだります。安請け合いはしません。たとえば「私が間違ったら、治るものも治らないからね」というふうに表現します。私は「治る」と言っているわけではなくて、「治るものも治らない」という言い方をします。

患者さんというのは、こういうときの言葉の一語一語を何年たっても覚えています。患者さんにとってはほんとうに人生ののるかそるかのときですから、切迫感があるんです。

第一日はとても大事です。たとえみかけはまったく聞く耳をもたないようにみえても、患者さんはしっかり聞いています。何十年たっても覚えている。親しい人との生別死別と同じくらい、あるいはそれ以上にせつないことです。私もがんになったことがありますが、部長が「残念ですが……」と切り出したとき、さーっと顔から血が引くのを覚えました［★1］。

「病識」という言葉がありますね。「私は統合失調症である」と本人が病気を認識していることです。でもあれは医者の一種の帳尻あわせでしかない。医者の言うことに賛成した、あるいは賛成しておくということでしょうね。しかし「はたしてそうか」という感じが残って当たり前です。がんでもね、同じことですよ。

ただ失調以来を振り返ってみて、強烈で居場所のないようなところを通り抜けたという感じがある人は多いでしょう。あれが統合失調症だというものかなと感じていても、世間の評判や、これか

［★1］　それから私のなかに起こった経験もこの本のなかに生きています。手術後、せん妄状態が起こりました。私は「万一窓から飛び降りたら困るから窓にカギをかけて」と看護師に申し出ました。ヒデルギンという脳血管を開くトローチがあることを思い出して「舌下錠だから、いまは絶飲食だけどいいでしょう?」と言って半錠(〇・五ミリ)を口に含むと五分でせん妄は消えました。術後絶飲食の身体は少量の薬が鋭敏に効くはずだと思ったので半錠をまず使ってみたのです。それでも、その五分後に強烈な胃の収縮が起こりました。

らどうなるかということが気になりますから——たとえばなかなか治らないとか。だから「とても悪夢的なところから、なんとか逃れた」というような感じでよいと思います。そして「よくあんなところを通り抜けられたもんだ」と思いながら、だんだんその記憶が薄れていくというのがいちばんよい治り方です。

「そこまで行かないようにお互いに協力しよう」——診断は宣告ではない

診断とは、治療のための仮説です。最後まで仮説です。「宣告」ではない［★2］。ウイルス感染にしても、血中のＨＡ抗体が高いというのは感染なり再燃があったことを示唆しますが、同時に、抗体をつくって回復に向かおうとする力が働いていることも示すものです。しかし医学は、つい後者を忘れがちです。

「統合失調症ではないですか？」と聞かれることはよくありますね。本人からも、家族からも。多くの場合には「そこまで行かないようにお互いに協力しよう」ということが言えると思います。「その心配はありませんか？」とも聞かれますが、「それも視野に入れて診ていきましょう」と言うと、少なくとも家族は少し安心されますね。実際、初診のときに診断の条件がそろっていることは意外に少ないものです。救急では全員の診断を「急性エピソード性精神病」と統一しているのだと外国の方に聞いたことがあります。

そこで、「そのリスクは、えーと、すべての人間にあるといってよいけれど……（リスクがゼロという人はいないよ)」「一日のうちで朝と夕方とでも違うかもしれない。二晩眠れなかった後とよく眠った後とでは確実に違うよ」と申しますと、たいていの方はうなずかれます。

不眠との関係ははっと思い当たる人が大部分です。ここから眠りについて話してもらうこともできるでしょう。便秘と体重変化はつづけて聞くことができます。「やせてきて便秘」という人が多いですね。こういうことを話すのにこころの抵抗はふつうないでしょう。私たちはつい「痛いところから触れる」間違いをおかしがちです。

「都合の悪いことを教えてほしい」――協力を要請する

次に、「きみの側の協力は、まず第一に都合の悪いことを教えてくれることだ」と告げます。「たとえば薬に関する苦情を私に言うこと、これがあなたの側の最大の協力です。そうでなければ私は

[★2]　ほんとうのことを言いましょう。内科の大家であった冲中重雄先生は、最終講義で自分の正診率は(たしか)八五パーセントだったと発表されました。逆にいうと一五パーセントは誤診だったわけですが、これは亡くなった方を剖検した結果ですから立派な数字です。私の場合は、初診での正診率は数パーセントでしょうね。すべて器質性障害、つまり脳の感染や変性その他です。ではそれ以外は？　じつは、神戸大学精神科で第一診察室を率いていたときは大部分が紹介患者でした。紹介状に診断が書いてあるのです。私は、紹介者の診断や処方については、いくらなんでも、という場合を除いては初診では変更しません。本人が何に困っておられるかを聞き出します。

きっと間違って判断するだろうからね」というように。私は、若いときからずっとこうしてきました。これによって困ったことが起きたことはありません。

また、面接のたびに薬の飲み心地を問います。「飲み心地を問う」のが精神科であり、飲んでいるかどうかをチェックするのは内科でしょう。同じように睡眠についても、「眠り心地をも問う」のが精神科であると思います。むろん、こころある内科医は気持ちをも聞いているとは思いますけれども。

食事については、「味がわかるようになりましたか」と聞きます。というのは、そもそもかなりのゆとりがないと味がわからないからです。多くの患者さんの食事は速いですね、かきこむように。食べ方の変化だけからも回復がみえてきます。じつは味に注意を向けることは、肥満を防ぐいちばん簡単な道です。味わうようになった人は、回復期に起こりやすい肥満が少ないと私は感じます。私の患者さんは、理由はともかく肥満している人はそんなにいませんでしたね。水にしても、「飲んだときにどういうふうに気分がいいか、どんなふうに気分が変わるか」ということに注目してもらうことがいいと思います。

これが「協力」についての定義です。つまり、私の尊敬する神田橋條治先生のおっしゃるように「苦情を言うことが最大の協力である」ということです。「注文をつける」といってもよろしい。では、その後この人はよく苦情を言う人になるだろうか。逆です。必要最小限の苦情しか言わない患者になります。つまりお互いにエネルギーが節約できる。

無駄を省くというのは、私の医療の一貫した立場です。時間をよけいに使っている、あるいはまわりくどいことをやっているように見えても、長期的には時間を節約している。特に「むなしい時間を節約する」という観点が、たしかにあります。

「病気の前に戻るのではない」——治るとは何か

初診のときとは限りませんが、「治るとはどういうことか」が話題になることがあります。「治るということは病気になる前に戻るということじゃないんだ」と言うと、たいていの方が意外だという顔をされます。そこですぐに「病気の前というのは、これから病気になるという〝病気の種子〟がある状態で、不安定で危ういところがあったと思うが、どうだろう?」と申しますと、思い当たることがあるような顔をされます。「治るとは病気の前よりもよくなることだと私は思います。見栄えは二の次で、病気の前よりも安定してゆとりのある状態になることです。それが精神科のむずかしさでもあり、やりがいでもあります」などと申します。

患者さんへの話は、順序だてて申すのがよいようです。世間通用の言葉でなくて、自前の言葉で常識で受け入れられるように話すことでしょうね。

本人や家族から自殺の心配を質問されることがあるでしょう。家族には「私は一〇〇パーセント守れるとは申せません」とはっきり言います。「留置場や刑務所でも起こるのです。病院ではあそこまでの監視はできませんし、仮にできても治療上よいことではありません。最大限の努力をするに尽きます」と言い、本人には「せっかく入院するからには早まったことはしないと約束してほしい。いまはとてもそう思えないかもしれないけれども、いまの思いがそのまま続くとは限らないし、続かないほうが多いでしょう。これだけは後悔しても取り返しがつかないだろうからね」くらいは申します。

妄想と一体化しているときには妄想は語れない

次に、急性精神病に落ち込んでおられる人、たとえば保護室におられる人に対して、私はどう語りかけるか。

その前に申しておきますけれども、患者さんがはっきりと妄想を語るときはピークを過ぎているんです。妄想と一体化しているときには、言葉になりません。カルテを見ていると、ときどき「妄想が再燃した」と書いてあるんですね。その前を見ると「ほとんどつぶやきにもならない」と書いてある。昏迷状態ですね。ほんとうはこちらのほうが頂点です。

患者さんには順序だてて話をするというのが大仕事なのです。ピークでは何かを語ろうとすると、自分のなかから横槍が入る、あるいはいろいろな考えが殺到してくる。「ちょっと濃いスープがお鍋のなかで沸騰して、ときどきぽつっぽつっと泡が立ってくる、それがそういうときの言葉だ」と言われた方がありますが、そういうものなのだろうなと思います。

そもそも、生まれてはじめて経験する事態ですから、日常の言葉でこのようになんとか表現される方がおられるのは奇跡的です。大したことなんです。

一般に、まとまった妄想を語るのは言葉にするだけの余裕ができたということですから、言葉になるのはつねにちょっと遅れるのです。つまり妄想と一体化しているときは、昏迷状態でボーッとしておられるか、からだで暴れられるかのどちらかですね。無目的に暴れるというのは、安定した「身の置き方」がみつからないということもあるように思います。どのようにからだを置いても、そのままではいられないということです。

これはまたいつか申し上げますが、保護室には二人で行くようにしてくださいね。二人のほうが、じつは患者さんも安心します。一人のときは、何かされるかもしれないと思うわけですね。患者さんの側ではそうなんですよ。つまり一種の調停者としての第三者が必要なんです。そういう意味では医者と看護師のほうがいいかな。とにかく二人で行くことは患者さんにとって助かることです。もちろん、医療者にとっては、何かのときのために連絡係が絶対に必要です。往診も一人で行かないことです、特に最初は絶対に。

一人同士の出会いは心細い者同士の出会いなんです。山道で出会うときだってそうでしょう。

「ほんとうは大丈夫なんだよ」──繰り返し保証する

話を戻します。私は何かを言う前に、まず脈をとったり、診察をします。脈をとったり聴診器を当てていると、かなり錯乱している患者さんも落ち着くものです。脈や聴診器を当てるということは、「待ち」の時間、結論までの待機の時間を共有することですから。

そして、ほんとうは何だかわからないんですけど、小声で「きみ、ほんとうは大丈夫なんだよ」とつぶやきます。「きみは、いまとてもそう思えないだろうけれども、ほんとうは大丈夫なんだよ」と何度も小声でささやきます（なぜ小声かといえば、このとき患者さんの側には声が非常に大きく聞こえている可能性があるからです。「耳を傾ける」ことも意識の焦点を一つにしようとすることですし）。

「きみにはとうていそう思えないだろうけれども」という前提は絶対に必要です。それは、相手の気持ちを汲んでいるわけです。そして「ほんとうは大丈夫だよ」と。

何が大丈夫か、こっちも言葉では言い表せない。言い表せないんですけれども、実際に彼の身の上に起こっていることというのは、彼が自殺さえしなければ大丈夫なんです。だから嘘を言っているわけじゃありません。また、「なぜ大丈夫か」と言われた記憶はありません。もし聞かれたら、「うん、ここまで来たらね」と保護室（隔離室）の保護的な意味を示唆するでしょう。

「you《ユー》 are《アー》 safe《セーフ》 なのだ」と告げることは急性精神病においてとても重要なのですが、このことを指す適切な日本語がないのは困ったことですね。英語でいえば reassure《リアシュア》 するということです。「sure《シュア》」というのは「確か」という意味でしょう。つまり、ほんとうは「sure」だということを、繰り返し言ってさしあげるという意味ですね。要するに「大丈夫だよ」ということです。

ただ「ほんとうは大丈夫だよ」とだけ言ったら、こっちがテレパシーか何かでそういうことを知っている超能力者であるというふうにとらえられる可能性がありますから、「そう私は思う」とつけ加えるほうがいいでしょうね。

かれらはイヤなのに巻き込まれている

急性期の緊張病性興奮の人、興奮しておられる人たちは、だいたい「二つの勢力が相争っていてイヤなのに、それに巻き込まれて逃れられない」と感じていると思って間違いないです。なぜそうなのかはわかりませんけれども、きっとわれわれは、そういう事態に陥ることをこころの底で心配しながら生きているのでしょうね。

ある人の場合は、この二つの勢力が「東大」と「慶応」でした。これがナントカ教とナントカ教でも、なんでもありえます。要するに世界全体が二つに分かれて闘っている。

「なぜ二つか」と人に聞かれたことがありますが、三つ以上の対立だと隠れるすき、つけこむすき、があるからでしょうか。「白か黒か」「敵か味方か」がいちばん逃げ隠れできない世界なのでしょうね。世界全体がそうなっているとすれば、これはたまらない。

ある症例検討会に出された例ですが、「マジンガーZ」とつぶやいただけで、あと黙っておられた時期があるという報告がありました。それが手がかりで重症のうつ病でなく緊張病であることがわかったことがあります。統合失調症に対する薬にしてから急によくなったそうです。

緊張病っていうのは恐怖が弱まれば治るんです。本人も「長年うつ病として治療を受けてきたけれど、やっぱり統合失調症ですか。かねがねそうではないかと思っていたのです」とのたもうたそうです。こういうこともあるのですね。いまは薬がいろいろあるからそれまでもそれなりに効いていた部分があるのでしょう。

さて緊張病性昏迷状態のほうですが、それが解けた患者さんが、「自分が指一本動かしたとしたら、ひょっとしたら世界が壊れるかもしれない。私は世界に責任をもたされてしまった。なぜか知らんけど」と言っていました。私が「指一本動かしてみたらどうなるかって思わなかった？」と聞いたら、「そんなことをして世界が壊れたらどうするんですか！」と言われたことがあります。

そういう状態の人に対して、「ほんとうは大丈夫なんだよ」と言うときには、声の調子も大事です。私はこうやって講義をしているときはちょっと甲高い声を出していることはわかっておりますけど、なぜかこういう患者さんを前にすると、やわらかい、低い音が出るんですね。ふだんはその代わりにちょっと甲高くなっているのかもしれません。

アメリカの精神科医サリヴァンは、「緊張病性昏迷が突然解けたらあぶない」と『現代精神医学の概念』（みすず書房）で言っています。彼は実際に経験したのでしょう。私が「ひょっとしてそうでは？」と思ったのは、自宅の階段の踊り場で立っていた青年がおじいさんを刺したという記事です。患者迎えの病院チームが途中まで来ていたそうですから、まったく残念です。

ただ最近は、重症の緊張病状態の患者さんは少なくなりました。あるいは短時間で解消できるようになりました。何年も隔離室で冬でも裸のまま掛け声をかけてマラソンをしていたり、重力に逆らうはずのふしぎな姿態を何年も彫刻のように保ちつづけている緊張病性昏迷の慢性状態を、私たちは学生のときに統合失調症の極致として教わったのですが、さいわいそうではなかったようです。薬のおかげか環境が変わったせいかはわかりませんけれども。

2

幻聴を四期に分けて考える

このごろの診断基準では、とりわけ妄想と幻聴が重視されているようですね。みなさんもずいぶん幻聴の訴えを聞かれるでしょう？

これは一九七〇年代に世界保健機関（ＷＨＯ）が統合失調症の国際試験研究をやって世界の九か所で診断の大家が同じ患者を診たところ一致率が高かったのです。妄想型の一致率が高くなるのは当然ですが、これがアメリカの『ＤＳＭ診断統計マニュアル』に大きい影響を与えたそうです。以来、他のもっと微妙な変化は目を止められなくなった嫌いがあります。

幻聴を、私は四種類に分けています。この四つは、それぞれ対処の仕方が違うと思います。

［幻聴第一期］ 亡霊のざわめき

発病期の患者さんは、医師が外来で診ていることが多いでしょうね。このとき入院していることは、あまりないでしょう。発病期の幻聴を、私は「亡霊のざわめき」と言っています。ドイツ語でいうと、Geräusch der Gespenster（ゲロイシュ・デア・ゲシュペンスター）。ウィトゲンシュタインという哲学者が、一九一三年に先生のラッセルに宛てた手紙で、「亡霊のざわめきが、いまちょうどやんだところです。また勉強を始めなければなりません」と書いているのを、悲壮な思いで読んだことがありました。

それからリルケという詩人もちょっと危なかった時期があったようで、彼には Ur-Geräusch（ウアゲロイシュ）という、短い、わけのわからない文章があります。「ウア」というのは、「原《げん》」というような意味です。「ゲロイシュ」は雑音という意味ですから「原雑音」つまり「雑音をさかのぼってたどってみたらそこにあるもの」というような意味でしょうね。頭蓋骨はいくつかの骨の集まりで、その境界は縫合線といってリアス式海岸のようにお互いに入り組んでズレないようになっています。このことを知っていて、当時のレコード盤の溝の形と似ている、ひょっとするとこれが源かと思ったようです。

頭のなかが騒がしい

ある患者さんが卓抜なことを言った。みなさん、水道の蛇口から細く水をたらしているのを見たことがあるでしょう？　よく見ると、まっすぐ垂れてるかと思ったら、ときどきねじれて、また垂れるでしょう？　これと同じで、「ざわめきがときどき声になって、また戻るんだ」とその人は言いました。

これは実感だなあと思いましたね。実感なくして、水道の水を見て「これだ！」と思うことはないと思いますよ。いくら詩人でも、たぶんないと思います。蛇口から水が垂れているのを見るたびに、私はその患者さんを思い出すんです。

発病のときにはそういう感じがある。ザワザワザワ……。これを神田橋先生は「頭のなかが忙しい」と表現しています。似ていますが「頭のなかが騒がしい」と言ったのは、星野弘という統合失調症の治療者です。

「頭のなかが騒がしいか？」とか、「頭のなかが忙しい？」とか聞くことは無害です。むしろ医師は、これを聞く必要があると思います。

実際は考えがコントロールを失いつつあるという感じでしょうね。「統合失調症」というのは、その意味ではいい名前です。患者さんの実感に近い。ただ発音しにくいですな。トウシツショウと言いたくなります。

無限延長、無限分岐

そのようなときにはどんなことが起こっているでしょうか。

ある知的な患者さんは、「考えが花火のように、次々に無限に分岐していきます」と言いました。「無限に延長していきます」とも。どちらも、コントロールが効かない、ということですね。ちなみにこれは回顧談であって、そのときに話されたのではありません。

これを私は「無限分岐」と「無限延長」と言って、図を書いたら（次頁参照）、「そうそう、そうで

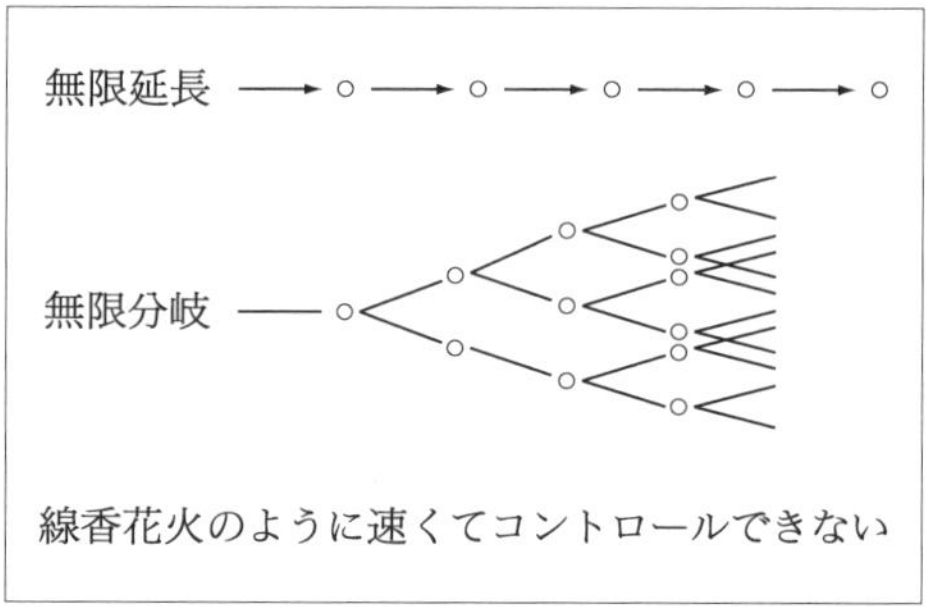

線香花火のように速くてコントロールできない

す」と言われました。どんどん考えが延びていったり枝分かれしていって、コントロールが効かなくなって、最後は全体が混沌としたざわめきになるんですね。

その直後に、数時間あるいは数日、嵐の前の静けさみたいにシーンとやむときがあるようです。あれは最後の抵抗力なんだろうなあ。私は「偽りの静穏期」という名前をつけましたけれども、これは、われわれの同業者で自分自身が統合失調症を経験した人が、「おまえ、よくわかったなあ」と言いました。

そのときはもう何も食べなくていいと感じた、と言っていました。食べなくてもいいし、死なないという不死感がある。というか、死との境もひとまたぎで越えられるくらい近くに見えるんだそうです。すべて世界が自分のまわりに集まってくるみたい。ひょいとまたいだら世界の向う側に行ける感じ。自殺のリスクはこういうことにあるのかもしれません。

ときにはこういうこともあるようです。秋の終わりで家のまわりでスズメが啼いています。はじめは遠くなんですが、だんだん近づいて、縁側に上がって、しまいには自分を囲んで啼き立てるのだそうです。つまり外界がぎゅっと凝縮して自分を包むのでしょう。スズメの声自体は幻ではありません。身に迫って聞こえるのです。

このように体験はじつにさまざまです。たぶん、名がついているのはごく一部でしょう。私は、

「ふうん、そういうこともあるのか。いまもそう？　こわい？　それほどでもなくてふしぎなくらい？」と聞くだけです。

シェイクスピアの戯曲の『ハムレット』に、主人公の王子がお付きの哲学者に「ホレイショ、天と地にはお前の哲学では解けぬものがいくつもあるのだよ」と言う場面がありますが、私はこの「ホレイショの原則」を以て対します。ときにはつぶやくこともあります。「世の中って、わからぬことが多いなぁ。でも、命にかかわることとは限らないなぁ」とか。

［幻聴第二期］

世界全体が叫び出す

第二期は急性期で保護室に入ってるときに聞こえるような幻聴です。先ほど世界全体が闘っているという話をしましたが、この時期はむしろ「世界全体が叫びだした」感じのようですね。ムンクにそういう絵があるでしょう？「地震がありませんでしたか」と尋ねた人もおられました。この叫び声は「自分の中からとも自分の外からともわからなかった」と手記で回想しておられる方もおりました。さいわい、一回きりがふつうです。

緊張病性興奮のとき、興奮しておられる人は、いわば世界が揺れてやまないで一緒に揺れているんです。それがつらいんですけどね。「地震」とも言うのは、それが叫びとも振動ともつかないからでしょう。

一方、昏迷になっておられる人は、揺れに抗してじーっとしているわけです。クローニックといって筋肉を動かしているときと、トーニックといってじーっとしているときではどっちが楽かというと、動かしているほうが楽なんです。じーっとしているのはものすごくエネルギーがいります。同じ一時間だったら歩くほうが直立不動でいるよりも楽でしょう？　だからこちらのほうが大きく世界の叫びを聞いている可能性があります。

「指一本動かしたら世界が崩れる」ほど、世界が脆《もろ》くて硬《かた》く感じられるのでしょう。自分は、そういう世界を支えて崩れないようにしている。自我の崩壊をかろうじて支えているというふうに翻訳してもいいんでしょうけど……、まあそれは精神病理学者の仕事でありまして、見てきたような話であるかもしれないですね。

感覚が鋭敏になっている

ただ、ものすごく感覚が鋭敏になっている。特に有熱性緊張病の場合には、あられもない姿を見せたという羞恥心が非常に強い。私のやっていることは評価してくれても、よくなってから「恥ずかしいんです。主治医を変えてほしい」と言われる人が多かったですね。

一九六〇年代に、ある地方の有熱性緊張病の患者さんが全部その病院に紹介されてしまうくらいむずかしいこの病いを一手に引き受け一生懸命に取り組んでいる医師がおられましたが［★3］、

「桃の節句のときのような部屋の雰囲気であることがいちばんです。検査は最低限にしてください。脳波をとっただけで死ぬことがあります」と言っておられました。それをどこかに書いたら「私は脳波をとったけど死ななかった」と反論された人がいましたが、そりゃそういうこともあるでしょう。ちなみに脳炎との鑑別は意外にむずかしく、画像診断で異常が出たらもう手遅れかそれに近いとだけ言っておきましょう。

［幻聴第三期］

精神に「自由」が回復してくる時期

幻聴の第三期です。みなさん、幻聴というのは同じ言葉の繰り返しだろうと思っておられるんですが、じつはそうではありません。

［★3］　この先生はもともと身体病理学者でした。医者の集まりにも、菜っ葉服という、むかしの労働者の服のよれよれなのを着ておいでになる。そして身体が傾いて歪んでおられた。患者さんの気持ちを理解しようとすると患者さんと同じ姿勢をいつの間にかとってしまう、その結果でしょう。崇高という感じで仰ぎ見たものです。いまはダントロレンという薬をはじめ、いろいろあるかもしれませんが、五点冷却（首すじと腋と鼠径部を冷やす）だけで何十日もがんばっていた時代の医師たちの姿勢は忘れられません。

この時期の妄想は自由連想です。自由連想ってちょっと私もここではやれないぐらいで、連想する言葉を次々に口にしていくものです。これがきちんと記録されたものとしては、私の知っているのでは安永浩先生の論文があります。自由連想ができるためにはある程度精神の自由が必要なので、おそらくこの時期には自由が回復してきたのかもしれません。

なぜこんなことを言うかというと、患者さんの回復をみるのにいいのは「乱数発生法」だからです。これも一種の自由連想ですね（ただ自由連想そのものは、統合失調症の人にしてはいけないものとされています。乱数発生法のほうがずっと安全でしょう）。

乱数発生法とは

乱数発生法については日本大学精神科・井村恒郎先生のお弟子さんの学位論文が出ています。その論文によれば、「できるだけデタラメに1から9までの数を言ってください」と指示すると、急性期ではなんと「123456789」「123456789」と言うんだそうです。それから次はどうなるかというと、できるだけ離そうと思って、「2、9」とか「1、8」とか、そういうことを続けるんだそうです。そしてだんだんほんとうにデタラメの「乱数」になっていく。

この研究チームのリーダーと呑んだときにいろいろ話を聞きました。彼は山岳部のベテランで、その大学がヒマラヤに挑戦したときもアンデスに行ったときもリーダーとなってるんですね。そしてレシーバー（電話）で絶えず乱数を言わせたそうです。いちいちコンピュータにかけなくても、聞いたら声の調子でわかる。

「いまから登頂するかどうかというときに、『123456789』『123456789』と言うことがあります」と彼は言っていました。そのときは「すぐ下りてこい」です。みなさんも、ゆとりがないかなと思うときは自分で乱数を発生させてみて、「123456789」になったら、まずたっぷり寝ることです。デタラメを言えるということは、精神にゆとりがあることです。これは一般的な「精神のゆとり度」の指標であって、決して統合失調症に限りません。

彼はさらに、「いやぁ、じつは過酷な自然のためにそうなるわけじゃないんだ」と言います。グループが分裂したときに起こるんだと。つまり、登るべきか登るべきでないか。安全を考えて日にちを延ばすか、それともリスクを冒してでも突っ走るか。これは社会人と現役の学生の混合隊では、かならず起こる問題だそうです。現役の学生は金はないけど時間は延ばせるんですね。OB諸君は金はあるけれども、早く帰らなきゃならないので対立が起こる。

とにかく、対立意見があるときに乱数が発生しない、つまりデタラメに数を言うだけのゆとりがなくなるのだそうです。自然の猛威よりも対人関係のもつれのほうが、ゆとりをなくさせるのですね。これを発表した人が、「乱数発生ってこうするんです」と言いながら、その場ではうまくできなかった。大家の前で発表するというワークショップでしたから、ゆとりがなかったんでしょうな。

これは自分や同僚のゆとりの程度を知るために使うのによい方法かもしれません。患者さんに使うには何かが欠けているようで、実際やっている人はごく少数です。

だんだん内容が絞られてくる

しかし自由連想というのはゆとりを消費しますから、自由連想的な幻の声はそう長く続かないでしょう。ずーっと続いたら崩壊します。通常の思考には存在するはずのコントロールをやめることですから。フロイト派の治療としての自由連想は、自我が強くないとだめですね。

こうして幻聴は、自由連想的なものからだんだんわずかな内容に絞られていきます。繰り返しのほうが楽ですからね。しかしそこにワナがあります。抜けにくくなるでしょう。

幻聴というのは、自分が言っていると思ったらたまりません。幻聴は自分が言っているわけではないから、自己に責任はないわけです。「殺す」というのも、自分が殺すのではなくて、かならず他人が殺すと脅かしていることになっています［★4］。

また幻聴は、ふつう名指しされません。しかし、名指しされなくても「絶対に自分が呼ばれている」「他ではありえない」とかたく信じていることが多いですね。それはやはり「そう言われないだろうか」という恐怖をふだんからわれわれがもっているからでしょう（少年には天の一角から自分の名を呼ばれることがありますが、これは別種でしょうね。一回だけなら心配いりません）。

フランスの精神科医アンリ・エイは、「共同体＝コミュニティからの疎外というのをわれわれは恐れている。だから幻聴の内容もそういうものとなる」と第二次大戦後まもなくの講義で言っています。私もだいたいそうだと思います。共同体からの疎外の恐怖のほうが快楽の追求よりも強いのだなぁと思いますね。

幻聴をラジオの混線みたいにひとごとと感じている場合は、統合失調症の幻聴ではないかもしれません。外傷性の幻聴が統合失調症の幻聴のなかに混じっていることがあります。それだけ残ることさえ、あります。これは、過去の現実の声がなぜかいま生々しい臨場感をもって聞こえてくるというかたちですが、本人はそう感じていないことが多いです。本人には幻聴などはじめての体験ですからね。外傷性の幻聴は抗精神病薬をがんがん使っても消えやしません。薬でいえばクロキサゾラムのようなマイルドな抗不安薬のほうがいいでしょう。

［★4］　英語とかドイツ語とか、主語がはっきりしている言葉ではどうか、という疑問があるでしょう。日本語に直せば「私が殺す」「汝が殺す」「彼(彼女)が殺す」と言うけれど、その「私」なり「汝」なり「彼(彼女)」なりは自分じゃないのだそうです。これはドイツの精神病理学者クラウス・コンラートが言っていることです。彼によれば、ドイツでは何かをしようとするとき、「私は何々をする」と頭のなかで言う人も、「汝、何々すべし」と頭のなかで自分に命じる人も、ひとごとのように「彼(彼女)は何々するよ」と頭のなかで記録するような人もいるのだそうです。
しかし、これはコンラートが軍医でありドイツ国防軍の兵士を相手にしていたからかもしれません。ほんとうにドイツ人は「汝、何々すべし」とか自分に命じているのでしょうかね。

［幻聴第四期］

「消える前兆である」と伝える

第四期には、幻聴の内容はだいたい何か一つに絞られてきます。それから先は状況との関係によって違います。

第四期になると私は、入浴中、朝の寝床、寝る前などリラックスしたとき、あるいは急に静かな環境に移ったとき（たとえば新幹線で下車直後）に幻聴が聞こえたら、それは消える前兆であると伝えます。

新幹線はけっこううるさいんです。われわれの耳は、それに合わせているんですね。新幹線で通ってくる患者さんが何人かいたんですが、新幹線から降りると——特に新神戸駅なんかは静かですよね——しばらくシーンとした状態だといいます。そういうときに聞こえるなら、「あ、それは消える前兆だよ」と。内容もかならずおだやかになっています。

最後はチックぐらいのものになって、いつの間にか消えることがあるとサリヴァンは言っています。「あ、だいぶ前からなくなっている」と気づくかたちがいちばんよいのです。

「幻聴が消えても大丈夫か？」と何度も確認する

幻聴のある人にはもう一つ、私がかならず言うことがあります。

「ひょっとしたら、あなたが幻聴と言うもの（私はこういうふうに相手の精神医学用語を言い直すようにこころがけています）は消えるかもしれないが、消えても、きみは大丈夫かね？」と。つまり「さびしくならない？」「ずーっと馴れたものと別れるのはさびしいものだよ。大丈夫か？」と聞くんです。

これをしつこいほど言うんですね。会うたびに、「ほんとうに大丈夫か？」と。端で聞いていたらおかしく思うでしょうね。私が何度も何度も念を押すから。

患者さんは「大丈夫です」と言うんですね。むきになって大丈夫だと言うこともあります。そのこともたぶん幻聴が消えることに役に立っているでしょう。

これに対して幻聴がきこえているかどうかと聞くことは私はしません。日本の精神科医、森田正馬は「森田療法」を開発した人ですが、「精神交互作用」ということに気づいています。これは平たくいうと、注意を向けるとその現実は注意から力をもらって強くなり、強くなるともっと注意が向くという悪循環のことです。

内科から精神科に転科したばかりの医師が受け持った患者が、よくなるはずなのによくならない。ひょっとして、と思って聞いてみると案の定、内科では回診の前に洗いざらい検査をして症状を聞くのですね。「ここは内科じゃない。症状を聞くのをやめてどうなるかをみたら？」と言ったら、しばらくしてから症状が弱まりましたね。

幻聴が消えるとさびしい

鼻の頭にほくろがある女性がいました。これを取ったらさびしくなってさびしくなってと言って――事情の詳細はわかりませんが――自殺したそうです。たとえほくろ一つ取ってもさびしくなって死にたくなる。一見小さなことも「私が私である」ための特徴なんでしょう。たわむれにほくろ取るべからずですね。

クジラの尾の模様は一尾一尾ちがうのです。あれで誰が誰かわかる。奈良時代の戸籍にはホクロの場所が書いてある。ムダにあるのでなくて、もともと大切な「自分が自分であるためのしるし」だったのでしょう。

ましてや幻聴ですからね。消えるとさびしい。消えてもさびしくないときに、おのずと消えるんです。逆に、情報から遮断されているときには、幻聴はいつまでもある。

二〇年以上入院している、もうおじいさんの患者さんがいました。奥さんは亡くなってるんですが、「奥さんが生きている」という情報が、テレビから入ってくるって言うんですね。「きみはそのコンピュー(彼はテレビをコンピューと呼んでいました)が言っていることをほんとうだと思うの？」と聞きましたらね、「いや、ほんとうかどうかわかりませんが、ほかに知る術《すべ》がないじゃないですか」と。

情報を得るためのソースが、ほかにはないんだということですね。私は「そうだねぇ……」とため息をついたものです。夫人の生存については「そうだったらどんなにうれしいことだろう……けどね」と、かすかに現実をにじませながら答えたわけです。哀切な話ですね。

薬で消せばいいというものではない

ある大学生はクロキサゾラムつまりセパゾンで幻聴が消えたのですが、そのときに彼はこう言いました。「たしかにこの状態が続いているあいだは苦しい。しかし薬で消えたときには、また起こりはしないかという恐怖が私を占める」と。パニック障害などにある「予期不安」が、幻聴の場合にもあるわけですね。私は、幻聴を薬で消せばいいというものではないと教えられました。

それから、病理中心で相手をみるのはいけません。健康な日常生活を中心にしなければね。病理中心では、「自分の最低レベルで評価されている」と患者さんが感じても仕方ありません。そこで患者さんが〝最高〟を示そうとしたら、妄想が強化されるかもしれません。

「自分は統合失調症患者である」「自分が聞いている声は幻聴である」――これは〝病識〟なんかじゃないと私は思います。強いていえば「精神医学に降参しています、帰順しています」という意味でしょう。「苦しいところを通り抜けてきた。いまと違う。あれは病気だったんだ」というのが病識です。あるいは「何かふだんと違う。これは医者に行かねばなるまい」というのが病覚です。

かゆいところは面積が広く感じられますね。同じように、棘《とげ》が刺さっているように、幻聴が大きく感じられるとしてもふしぎではありません。しかし、人間の自己規定が「自分は統合失調症である」であったら救いがありません。せめて「健康なところもいっぱいある」ことを言わなければなりません。

実感は論理より強し

患者さん同士で幻聴の話をしても全然大丈夫なんですよ。他人のことはわかっているのです。「あいつは馬鹿なこと言ってる。そんなことあるわけない」と。しかし「きみは？」と聞いたら「私の場合はほんとうに聞こえてくるんですから仕方ありません」と言います。

実感は論理より強し。それは当たり前です。論理は間違うことがあるけれど、実感のほうが間違うことは少ないというのが、われわれの経験じゃないでしょうかね。

幻聴は自然にかさぶたのように消えるのがいちばんよろしいが、消えることがあるのを予言することによって幻聴が永遠に続くと思わなくてよくなる。そして「そのとき大丈夫か」「きみはそれに耐えられるか」と言うことによって、じつは消える実現性が高まる。

それにしても、幻聴や妄想というものをそれほど嫌わない患者さんがなぜ多いのか。これはとても重要な点を含んでいます。次にそのことをお話ししましょう。

3

幻聴や妄想を実りあるものにするために

妄想の効用

妄想を話すときの患者さんの口調は、平べったいことが多いですね。妄想というものには、こころというか、情《じょう》が通ってないんです。でも通ってないからこそ、「世界がどうにかなってしまう」という大変なことも話せる。万一感情がこもっていたら大変なことになってしまうでしょうね。幻聴も平べったい語調がふつうでしょう。脅されている感じで聞いてしまうのは、「聞く自分」のほうの構え方のためかもしれません。

口調に感情がこもっていないから、むかしの精神医学では「深刻味がない」とかなんとか言ったんですね。しかしそうではなくて、黒板の前に立たされて数学の証明を述べるときの口調に似ています。

たぶん妄想とか幻聴というのは、いっぺんに一つのことしか頭のなかに浮かばないようにするためにつくられているんだと私は思います。言葉というものはそういうものですからね。せめてもの「守り」でしょう。

この病気の初期のころは、同時にいくつもの考えが浮かんできてまとまらなくなるんですね（その意味で「統合失調症」とはいい名前をつけたものです）。行き止まりの盲腸みたいなもので、なんでも出てくるけれどその先がない。袋小路です。そんなときに、たとえ幻の声であっても、いっぺんに一つしか出てこないのは患者さんにとっては助かります。繰り返しだったら予想がついて、驚くこともなくなります。だから急速に自由連想から繰り返しになっていくのでしょう。

万一、はげしい感情を交えて妄想が語られるときは、その音調のなかにひそむ「情」を汲むべきでしょう。怒りとか悲しみとか後悔とか。「外泊させてくれない」と言って怒っている人は、ひょっとしたら自分は永久に治らない、永久に病院から出られないのを悲しみ、その理不尽な運命に怒っているかもしれないのです。

独り言も同じこと

独り言だって同じです。いっぺんに一つのことしか出てこない。それは一度にたくさん押し寄せてくるよりずっといいんです。誰だって考えがまとまらないときには、友達に話すでしょう？

私がインドネシアへ行ったときに、アフリカで一人で仕事をしていたＷＨＯの人と、製薬会社のインドネシア駐在員と、私と、もう一人の精神科医の四人でお茶を飲んだんですね。そしたら、アフリカにいたその人は、「とにかく独り言を言わないと狂うよ」と言うんです。まわりに日本人はいないし、ほとんどが現地の人で英語も通じない。そういうところで一日働いていると独り言を言わないとだめなんです。

「ああ、きょうも一日よく働いたなあ。まあ七〇点……八〇点くれてやるか」と声に出して言うそうです。「さあ明日も仕事がある。きょうはビールを飲んで、久しぶりにナントカの缶詰を開けて、早く寝るとするか」と。そのころ海外からの電話はすごく高かったわけですけど、「思い切って今日あたり国際電話をかけるか」とか。

そしたらインドネシアに六年いる人も、「そうですねえ。声を出して独り言を言わないと狂いますねえ」としみじみ言ってました。たくさんの考えが同時に押し寄せてきたらたまらないので、とにかく独り言を言うんですね［★5］。

私は決して妄想も幻聴も勧めるわけじゃありませんよ。勧めるわけじゃないけど、この独り言と同じような面もあるんですね。それらはみんな、必死に脳が整理しようとしているのでしょう。幻

［★5］　そういえば昨日診た方は、回復のある段階で「独り言をさかんに言ってしまう」とおっしゃる。「そのときは?」「二つ三つのことをいっときに考えているんです」「もつれるでしょう?」「はい」「独り言は整理役になってくれていませんか。言葉って、幼稚園の子を一列に並ばせている保母さんのような働きをしていますよ」「ナカイ先生は言いませんか」「同時には一つのことを考えるようにしているけれど、恥ずかしい考えが浮かぶと『パピプペポ、パピプペポ』と言ったりしている自分に気づきます」「その言葉っていいかも」。

「独り言」をやめさせる必要は一般にありません。だいたい、やっても効きません。考えが一本線になると自然に消えます。そういえば小田実という人が「ワンタイム、ワンシング（いっときには一事）」をモットーにしていました。いっぺんにいくつものことをやりたくなってしまう方なんでしょう。私もそういうときがあります。なんとか交通整理しますけれど。

聴や妄想の「内容」が問題ではないと思うのです。恐怖を背景にして出てくるから怖いのだろうと思います。空耳とか空想と違うのは、恐怖が土台にあるということです。統合失調症のいちばん底にあるのは恐怖です。

「幻聴が夢に入ったら教えてくれたまえ」

では、その幻聴や妄想を、どうやってもっと実りあるものにするか。これをみなさんと一緒に考えていきたいと思います。

私はまず、幻聴が消えうるものであるということを伝えたいですね。「幻聴というのは、なんで夢に出てこないんだろうね」とまず言うわけです。答えはだいたい「そうですね。ふしぎですね」です。私は「幻聴が夢に入ったら教えてくれたまえ」と患者さんに言います。

患者さんが、幻聴にさいなまれていると訴えるでしょう？ でも、夢には出てこないんですよ。じつは私が精神科医になって、最初に思ったことはそれです。「なんで夢に出てこないんだろう。なんでストレスのときのように胃から血が出るとか、髪の毛が抜けるとかにならないんだろう」って。要するにみんな頭で受け止めているんですね。いわばヘディングしている。これは気の毒だなあと思いました。

なんで幻聴や妄想が夢に出てこないのかなんて、ほんとうの答えはわからないですよ。ただ、夢のはたらきによってわれわれは健康を保っていることは確かでしょうね。つまり昼間こなせなかったことを、寝ているあいだに消化してくれている。寝ているときには外からの新しい情報が入りませんから。夢というのは「こころの胃液」みたいなものですね。

夢の消化力が弱まっているから幻聴や妄想が続くのか、一見平凡な内容なのに消化できないようになっているのか、です。ひょっとすると完全に消化されているから出てこないのかな。夢と同類なのかもしれません。

聞き飽きているだろうことは言わない

こんなことは別に二重盲検して調べることではありません。私は、「証拠にもとづいた医学（EBM）」とともに、「ダメでもともと医学」というものがあってもいいと思うんですよ。「ダメもと医学」ですな。英語でどう言うのかわかりませんけど、とにかくお金がかからず無害なことならいい。野球でも打率三割なら立派なんですよ。「夢に出てきたらすぐに私に言ってくるように」と言っても幻聴や妄想を強めることはありません。

じつは「幻聴が夢に入る」というのは、患者さんが思ってもみないことなんですよ。患者さんがさんざん聞き飽きたようなことは言わないことです。アルコール依存症の人なら「お酒、やめなさい」と、何百回と聞いていることを言ってみても無駄なだけですよね。どこか新鮮味というか、驚きがある必要があります。だから私はいつも、「この患者がいままで聞いてないことは何だろう」と考えます。

精神療法って、こんなことなんですよ。いままで聞いたことがないような言葉を耳にして、その人が「なんだろう？」と考えるようにすることが精神療法なのであって、言葉の魔術で患者さんを治すわけじゃない。

患者さんの考えを広げていく。自由にする。そのためには、「またか」ということは話さない。壁に釘を打つときに、同じところになんべんも打ったら固定しないでしょう？「別のところに釘を打つ」というのが大事なんです。

これは医者じゃないと言っちゃいけないとは私は思いません。看護師のみなさんは、幻聴の訴えを聞かれるでしょう。そんなときは「先生に聞いてください」と患者さんにおっしゃるか、理屈でこなすことが多いようですね。

まずは、精神科の用語を使わないことが大事です。「幻聴」じゃなくて「きみの幻の声」と言います。「空耳というのもあるよね」とか。「それは絶対違います」と患者さんが言ったら、「どこが違いますかねぇ」と続いたりする。「ラジオの混線みたいに誰か向けのがまちがって入っているんじゃない？」と言っても「いいえ、絶対に違う」と答えますが、それでいいのです。言い合いはここでやめます。患者さんが考えはじめることが大切です。患者さんはしょっちゅう考えています。考えて考えて考えているのです。ただ独りで考えていて堂々めぐりになっていることが多いのです。面接や言葉かけは異物を入れて考えのぐるぐるまわりをちょっと外すきっかけをつくることです。

サリヴァン先生は「面接とは面接時間以外の二三時間（患者のなかで）働いているものである」と

言っています。空耳とどこが違うかを考えること自身が、患者さんにとってプラスの意味になります。自分で否定して、なぜかと考えるから受け身でなくなるわけですね。

火星で祖父母に出会ったら……

先にも、患者さんはみんな他人の幻聴には「そんなことあるわけないじゃないの」と言うという話をしました。他の患者さんの幻聴については判断力をもっているわけです。ほんとうですよ。「理性の病い」じゃないんです。だけど自分が聞こえちゃうものはしょうがありません。

レイ・ブラッドベリという人が書いた『火星年代記』というSF小説に、火星探検隊の地球人の脳からデータを取って、火星に地球人の幼いころの町を再現する場面があります。その地球人のおじいさんやおばあさんが出てくるわけです。まさかと思って、「どうしてこんなことが?」と聞くと、「そんなこと考えなくていいじゃないの。私たちは、いまここにいるんだから」とおじいさん、おばあさんが答える。そこで懐かしいチーズケーキだかなんだかをふるまわれて、寝入って、永久に覚めなかったという話です。

私はこれをうんと若いときに読んだんですけど、「そうだろうなあ」と思いましたね。たとえ自分のじいさんばあさんが生き返っても、私たちはいきなり「オバケよ、去れ」なんて言わないでしょう? ましてや火星みたいに行ったこともない荒涼たるところで、そういう温かみのあるものが見えたら、論理的判断なんて後回しです。

「ハヒフヘホ」の合いの手をみがく

幻聴には、「殺す」とかの被害的な幻聴が多いですね。あるいはこころでひそかに恐れていることで罵られる。しかし、おだてるようなのもあるんですよ。話がうますぎる幻聴が多いですけど、タチのいい幻聴もありますよ。

地方から東京へ出てきたOLに、隣のおじいさんがいつも「いってらっしゃい。きょうも元気でね」と言うのだそうです。そういう幻聴は、話を聞いてあげて孤独がやわらげられたら自然に消えることが多いものです。まあ、「一〇〇億円やると松下幸之助が言ってました！」の類《たぐい》は、しばらく置いておかないとしょうがないですね。「天使が現れて全身を愛撫してくれる」というところまで行きますと――これはサリヴァン先生のケースで、ほんとうはもうちょっと露骨なものですが――これには医者も勝てません。サリヴァン先生も「天使にまかせるよりしょうがない」と言ってますし。「私はお母さんに性欲を感じてます」と言ってニコニコしてとりつくしまのない方もおられました。

しかしそういう幻聴でも、三年経ったらなくなっていることがあります。患者さんの語る幻聴を毎回聞いているということは大事みたいです。私は、「わかった」とも「わからん」とも言わんですよ。「なるほどなあ」「ふーん」「ふしぎだねえ」と。

話というのは、合いの手で勝負ですね。たとえば、「ほぉ」とか、「ふーん」とか、ハヒフヘホが多いですな（笑）。「はぁ」「はっ」とか。でも「ひぃっ！」というのはちょっとまずいかな。「へぇ！」というのもあんまりかなぁ……。まあ、あってもいいけどね。

「理性」でなく「調子」で

神田橋條治先生は、「ほぉ」というのを五〇〇種類出せるっていうんですよ。直接聞いたわけじゃなくて、どこかから回ってきた話なのでちょっと話が大きくなってるかもしれません。まあ話を十分の一としても、五〇ぐらいは出せるだろうと。彼はテレビの前であいづちを打つのを練習してたんですって。奥さんが奇異に思って尋ねたら、「これは職業病である」とおっしゃったそうです。

私は、家庭調査官の卵の研修所に行ったときに「あなた方は、あいづちをいくつもっていますか」と尋ねたことがありますが、だいたい二つか三つしか言えない。あいづちは二〇〜三〇はもっていることですね。次に何を言ってやろうかとか思うのではなく、おのずと出てくる「へぇ」とか「はぁ」とかのハヒフヘホと、「なるほど」「まあ、まあ」「ふむ、ふむ」「へぇ」「へぇーっ」とかですね。

調子で気持ちを表すんです。「ほお！」と言うのと、「ほぉーっ」と言うのと、「ほぉ？」というのと、ぜんぶ違いますよね。これは大事です。

理性的に返事をしないといけないような気持ちになってしまう看護師さんもいますが、そんなことはないです。外国書の翻訳を読むとますますそんな気になってしまうのでしょうが、あちらでも実際にはたぶん〝My god!〟とか、〝Well……〟とか、〝You know〟とか言っているはずです。あるいは英語にはあいづち、合いの手の言葉はいっぱいありますから、そういうことで済ませていることが多いと思うんですね。そういう受け答えができるというのが大事なんです。

「考えとくわ」というのもよく使われるけれども、ちょっと冷たいですね。それに、考えてあとで返事をすることって、まずないんじゃないでしょうか。「うーん、でもなぁ……」とか言って聞いているほうがいいと思います。むしろ、即答はしないほうがいいかもしれません。

4

「匙を投げない」ことをどう伝えるか

先回りの言い訳はしない

ここからは妄想を語る患者さんだけでなく、話題をちょっと広げていきましょう。医療者として患者さんに何を言ったらいいのか。

まず、患者さんに言い訳は伝えないほうがいいでしょう。先日テレビを観ていたら「言い訳の権威」とかいう人が、「うまい言い訳、へたな言い訳」を実演していましたけど、どうなんでしょうねぇ。あの権威の奥さんには、彼がどんなにうまく言い訳しても、眉に唾つけて聞かれてしまうんじゃないでしょうか。

それはさておき、「先回りして言い訳しないこと」はとても大事です。相手が何も訊いていないのに、「いや、ちょっと今日は、どこそこの電車が故障して、その次に乗り遅れて……」というようなことは言わないほうがいい。サリヴァン先生がくどいほどお弟子さんに言っているのは、「言い訳よりも、患者さんとの約束が守れないとわかったときには、あらかじめ患者に断りに行け」ということです。どうしても断りに行けなかったら、代理の人にでもぜひ伝えることですね。

患者さんは、待ってるんです。「○○先生はもう帰られたんでしょうね。だって自動車がありませんから」と悲しい表情で聞いてきます。患者さんは、医者の乗ってる自動車のナンバーを知ってますよ。「ああ、きょうは会いに来てくれなかったんだなぁ」って夕暮れの駐車場を見ています。

会えないときは無理して会わなくていいんですよ。患者さんは気をつかいますから。医者が病気のときはみんな待ってくれますよ。「外国旅行に出る」とか「休暇に行く」と言っていいんです。人間は休暇をとるものなんだということを知るのは、患者さんにとっては悪いことではありません。サリヴァンが言っているのは、「ちゃんと断りなさい」ということです。でも「……ねばならない」と言ってはいけない。「学会に出ねばならないのでね」ではなく、「私は学会に出たいのでね」と自分の意思として表現する。だいたい「ねばならない」という言葉は患者さんも医療者も使わないようにしたいものです。

それから、断りなしに約束を破るというのは、人間社会の最低のルールを破ることですからね。挨拶をすること、約束を守るということ、この二つを患者さんに対してまずおこなうことが治療的です。精神療法の大きな一部です。土台ですよ。生物学的精神医学者でこれをきちんとしている人が少なくありません。逆に精神療法家を目指している人でだめな人がいるなぁ……。

「きみは見込みがあるぜ!」

保護室の中で、あるいは慢性の患者さんで「すぐ退院させてくれ」と言う人がいるでしょう? みなさんはどう答えますか。

あるとき私はそう言われて、しばらく「うーん」と考えました。相撲取りみたいに大きくて強そうな人です。「うーん」と言ってから、「ひょっとして、きみはもう治らないと思ってるんじゃないか?」と聞いたんですよ。

すぐ退院させてくれということは、治療は自分には何の役にも立たない、病院にいても実りがないと思っているということです。それを私は、真っ向から言ったんです。「ひょっとして、そう思ってるんじゃないか?」と。

彼は、「そうだ」と言いました。そのとき私は「この患者、見込みある」と思いましたね。私は声をはげまして「私が診てるということは、匙を投げていないということだ。だから私が匙を投げていないのにおまえさんから先に匙を投げるな」と言ったら退院を要求しなくなりましたね。そのあと、おかげさまで退院しました。東京の下町の、人情のある町の出身の人でした。私は神田生まれの祖母のおかげで下町言葉らしいものが使えました。

私は、患者さんが何か文句を言ってきたら「うーん。きみは見込みがあるぜ!」って言います。全員に見込みがあるかどうかまではわかりませんけど、先ほどの「ダメもと医学」ですよ。それで少しでも見込みが増えたらプラスです。こう言ってマイナスということはありません。

いちばん大事なのは、患者さんの士気を維持することなんですよ。これが何にも優先する第一課題。「いまはうまくいってないかもしれないけど、私たちは匙は投げていない」というサインを送る、送りつづけるってことが非常に重要です。

「いまはまだ向かい風のときだなぁ」

では「オレは病気と違う！」と言われたときにどう答えるか。

私は「え？　生まれてからずっとこうなのか⁉」とびっくりしてみせることがあります。統合失調症の患者さんには、わりと芝居がかったこともしますね。家でこんなことはとてもやってられませんけど、「ええーっ！　きみは生まれながらにこうなのか⁉」と。みなさんは、みなさんのスタイルでやってくださいね。あまり芝居がかったことが好きじゃない人が芝居がかったら、やっぱりアカンですからね。

「生まれてからずっとこうなのか⁉」と訊いて、「○○のときからです」と答えたら、「始めがあれば、終わりもあるよなぁ」「あるようにしようなぁ」「あるようにもっていきたいよね。運もあるけどなぁ」などと言いますね。

「運」という言葉を、私はけっこう患者さんに使います。「引き潮と満ち潮のときがある」とか、「向かい風と追い風とがある」というような表現もします。「いまはまだ、向かい風のときだなぁ」というように。

だって人生って、自分の力で切り拓いてきたように思ったりするけど、ほんとうはそうじゃない。偶然が運命を大きく決めているでしょう。また何の事件もないときがあったと思ったら、バタバタッと肉親が亡くなったり、思いがけないことが続けて起こったりするでしょう？

まあ、だいたい追い風四年、向かい風三年といいますね。一方、人生は六年周期でもあります。

というのは小学校までが六年で、中学・高校をあわせて六年でと、だいたいそんなところで決まってるのでしょうが、六年前後の周期で考えると気が楽になりますね。そういうことをよく患者さんに話します。

6：3：1の法則

それから、子ども時代のことをボソボソ聞くことがあります。楽しかったこととかね。すると、思いがけないことを話したりしますね。「楽しかったことは一つもない」と言われる方がけっこういるんですけど、よくなってきたら楽しかったことを話してくれます［★6］。

つらいときっていうのは、楽しいことを思い出せないものなんですよ。「人生、いままで暗いことばかり」と言う人がありますが、実際はそうじゃないことがけっこう多いです。戦争中は大変だ

［★6］　正式のバウムテストは「実のなる木」を描いてもらうのですが、人生の結実期じゃないときに実を描かせるのは酷だと思います。患者が自分から描くのならいいですけれど。私は実は省いて代わりに色をぬってもらうので、バウムテストとはいえなくて「樹木画」です。テストというのは意地悪な要素があるんですよ。弱点が露わになる。認知症のテストでもそうでしょう。ほんとうは認知症の方となじみになって、そして一週間くらいかけてふつうの動作に混ぜてテストしないと正確ではなくて低く出るそうです。低く出るとそれ相応の扱いになって、ほんとうにそのレベルに下がってしまいかねないと、これは故・大橋博司先生という大家のお弟子さんから聞きました。

ったというけれども、戦争中だって楽しいことはいろいろありましたよ。日の出を見るだけでも楽しかったです。

人が幸福かどうかにかかわらず、思い出は「楽しいこと6、中立的なこと3、嫌なこと1」だそうです。生理的に楽天的になるのが健康を取り戻すということなのですね。「6：3：1」というのは、話題を振るにも、ミニニュースなんかをつくるにも大切なポイントですね。

でも、つらいときに楽しい歌をうたうようにさせるなどは心ないことです。「うめき声」がそのなかに混ざって聞こえてくると、ある耳のよい人は言いました。

今日はこのへんまでにしておきます。次回から、あまり表向きには語られない暴力の問題についてお話ししましょう。では。

2 治療的「暴力」抑制論

1 患者さんを安全に抑える方法

「暴力」をタブーにしてはいけない

「患者さんからの暴力」という問題についてはあまり本もなく、講義を受けることもなかったのではないでしょうか。

私が大学医学部の教師になったときに驚いたのは、卒後の研修で暴力の問題に全然触れられていないということでした。現に患者さんの暴力というものがあるのに、それがいわばタブーになっていたことは、患者さんにとっても医療者にとっても不幸であると私は思います。

「患者さんの暴力を防ぐ」といいますと、どうしても治療者の身を守ることに重点が行ってしまいますね。だからつい、患者さんと対立するような感じをもってしまいがちです。

今度はじめて、暴力についてのテキストブック（『医療者のための包括的暴力防止プログラム』医学書院）が出ましたけれども、これも最初はちょっとそういう感じがありました。私は編集部から意見を求められて「患者さんが暴力をふるうということは、患者さんにとって身体的な不利益だけでなく、社会的な不利益を生む。暴力で反応する習慣を患者さんがもたないことは、社会復帰のうえでとても重要なことだ。それは治療の一部なんだ」と言いました。

暴力に対する端的な解消法と予防法を知ることによって、患者さんが暴力をふるうことが習慣にならないようにもっていくことが、精神医療上の非常に重要な問題だと私は考えます。

ここでいつも頭に置いていただきたいのは、最小限の介入で制止することはもちろんですが、その後をどのようにして収めるかがさらに大切であり、もっとも大切なのは暴力を必要としない雰囲気を生み出す「予防」だということです。

限界はあります。こちらはアマですから、暴力のプロにかかっては無理でしょう。また暴力の嗜癖化には予防しかありませんが、何の嗜癖でも抜け出す率は一〇〇パーセントとはいきませんでしょう。

私の体験から

私は、患者さんから暴力を受けたことが二回あります。どちらも相手は女性です。

一回目は当直のときで三〇年以上前、二回目は四年前の外来のときです。外来には見学者が一人いて、その人も暴行を受けました。一回目の人はその直後に有熱性緊張病に入りました。二回目の人は、幼いときの虐待者に私が見えているらしいことがわかってきました。

いずれも、手加減してくれているのがはっきりわかりました。私がふわーっと立っていたので、手加減してくれたのかもしれません。どちらも第三者はいませんでした。いっさい動かず、もちろん患者さんのからだにまったく触れなかったのは「セクハラ」を言い立てられたくないということもありますが、それだけではありません。バリントが「地水火風になれ」というのが近いかな。つまり自然物になっちゃう。二人とも少し遅れてですが、よくなりました。

部屋の隅に追いつめられる!

また、私は一度、もうろう状態の男性に病室の隅に追い詰められたことがあります。ちなみにこの方は、ある古い公立病院の、絶対に外へ抜けられないといわれた病棟を抜けた「英雄」でした。

さて、私がその方の自宅まで往診に行くことになりました。行ってみたら家の中には誰もいなくて、刑事さんが二、三人、垣根の外に伏せてなかをうかがっている。仕方ないから私は、男性の看護師が後ろをついてきてくれるだろうと信じてふらっと入っていきました。

彼は、ソファに座っていました。利き腕のほうに回り込んだらしめたものです。すっと入り込んで、ソファに並んで座って、ゆっくりした声の調子で話しているうちに、スルスルと迎えの自動車に乗ってくれました。看護師がちょっとビックリしていましたね。

こういうときは声のトーンがいちばん重要です。ふわりと相手の肩をつつむような声というか、低く、やわらかな、小声です。内容は、「きみはいま、人生に何度もない大事なときにいると私は思う」ということがいちばん大事でしょうね。「このままではどうしようもないでしょう」とか、脅かすような内容は感心しません。私の声はふだんはむしろ甲高いけれども、診察のときは全く声が変わります。自然に、です。

かなりのことを覚悟したのにみんな拍子抜けしたのでしょう。病院に着いたら、緊張がほどけたのか急にお腹がすいたようでさっそくみんなでご飯を食べに行ってしまい、私一人だけが残った。そうしたら、さっき言ったように病室の隅に追い詰められてしまったというわけです。

低い声でかなりゆっくりと、「きみ、冷静に」と四〇分ぐらい同じことを繰り返して言っていたら、やっと看護師の方が来てくれて私は助かったわけです。このときも、看護部長がさらりと「さあ、行こう」と言ったらすっと動きました。四〇分というと、続いていた緊張がふっとゆるむ節目です。小学校の授業時間や精神療法の時間が四〇分であることを思ってみてください。なお、一二〜一五分にも一つの節目があるようです。

しかし、刃物を持って真剣に突進してきたらまずは逃げるしかない。てんかんのもうろう状態の場合だと、意識が鮮明なのだけれど幅が狭くなっていますので、横にそれるとあまり曲がって追いかけてこないといわれています。いまではいろいろ薬があって、もうろう状態は少なくなったと思いますが［★1］。

［★1］　このような場合は、うしろからの羽交い締めがいいでしょう。そして腕を確保してから親指を反らせて刃物を落とす。叩き落とすのは次善の策だろうと思います。やってしまうこともありますけども。具体的には次頁以降に述べることを応用してください。

実際にやってみないとわからない

さて、このようなときにどうするか——これが今日のテーマです。いろいろな方法をお話ししてもたぶん覚えられないと思います。「生兵法《なまびょうほう》は大けがのもと」ですので、さしあたって錯乱している患者さんを、安全に、ソフトに抑制する方法をお話しします。

基本は患者さんの利き手の側に座ることですが、それからどうするか。

どなたか相手になってくださいませんか。……それから、あとでみなさんもお互いにやってください。実感がないと「果たしてそんなものでどうにかなるのか」という気持ちが抜けないですから。

《患者役が出てくる》

なんか、強そうですね（笑）。私はもう七〇歳を超えてますからうまくいくかな。

▼腕を押さえる方法

この方が患者さんで、コントロールしにくくなっているということにします。四〜五人で腕をこう持っても（六一頁、写真❶）振り回されるばかりです。そういう場面が決して少なくない。まず、一人で行かないことが大切です。連絡が必要なことが生じるし、証人がいることも大切です。二人以上いると、一人だけの場合に比べて格段に余裕が生まれます。それは最小限かつ最短時間で興奮を静める力となります。

まず、どちらが利き腕かを見て確かめて、少し離れたところからすっと進んで利き腕の肩と手首とを確保します（写真❷）。あるいは相手の手の届かぬ距離から、ひととびに飛んで着地したときはもう押さえているときもありますね。とにかくとっくみ合いにならぬようにします。そして手首と肘を押さえます（写真❸）。この二点で相手の肘が曲がらなくなるから力が出せません（写真❹❺）。

こうやってじっとしていると、こちらのほうの力もだんだんいらなくなってきます。力が自然に抜けて、相手の興奮がすっと静まるときがきます。一〇分から一五分でしょうか。こういうときの時間は長く感じますが、その間、他の人たちはふわりと二人を囲んであげましょう。

相手の力がふっと抜けたら右手で脈をとるのもよいと思います。興奮が再発したら、また元の姿勢に戻ればよろしい。こちらがプロ的な冷静さを保っていることが必要ですが、この姿勢がキマるとふしぎにゆとりが出て、余裕をもって相手を眺めることができるものです。

自分の身がほんとうに危なくなったら、親指をちょっと、手の甲（手背）のほうに曲げるのです（写真❻）。こうやると、とても痛いはずです（写真❼）。一瞬で手に持っているものが落ちます。だから一瞬でよくて、一瞬だと害を残しません。ちょっとやってみたらわかります。

▼足を絡める方法

もう一つのテクニックを教えておきましょう。かならず誰かいるところで、後ろから抱えて足をちょっと絡めてベッドの上に自分が倒れるんです（写真❽）。自分がクッションになって、患者さんを抑制して保護するわけです。一人でいるときにやると大変だというのは、この状態は相手の体重をもろに受けてこちらも苦しいので、いつまでも続けていられないからです。

神戸大学に来てからですが、朝、外来にちょっと早く来たら誰もいなくて、暴れている十代の子

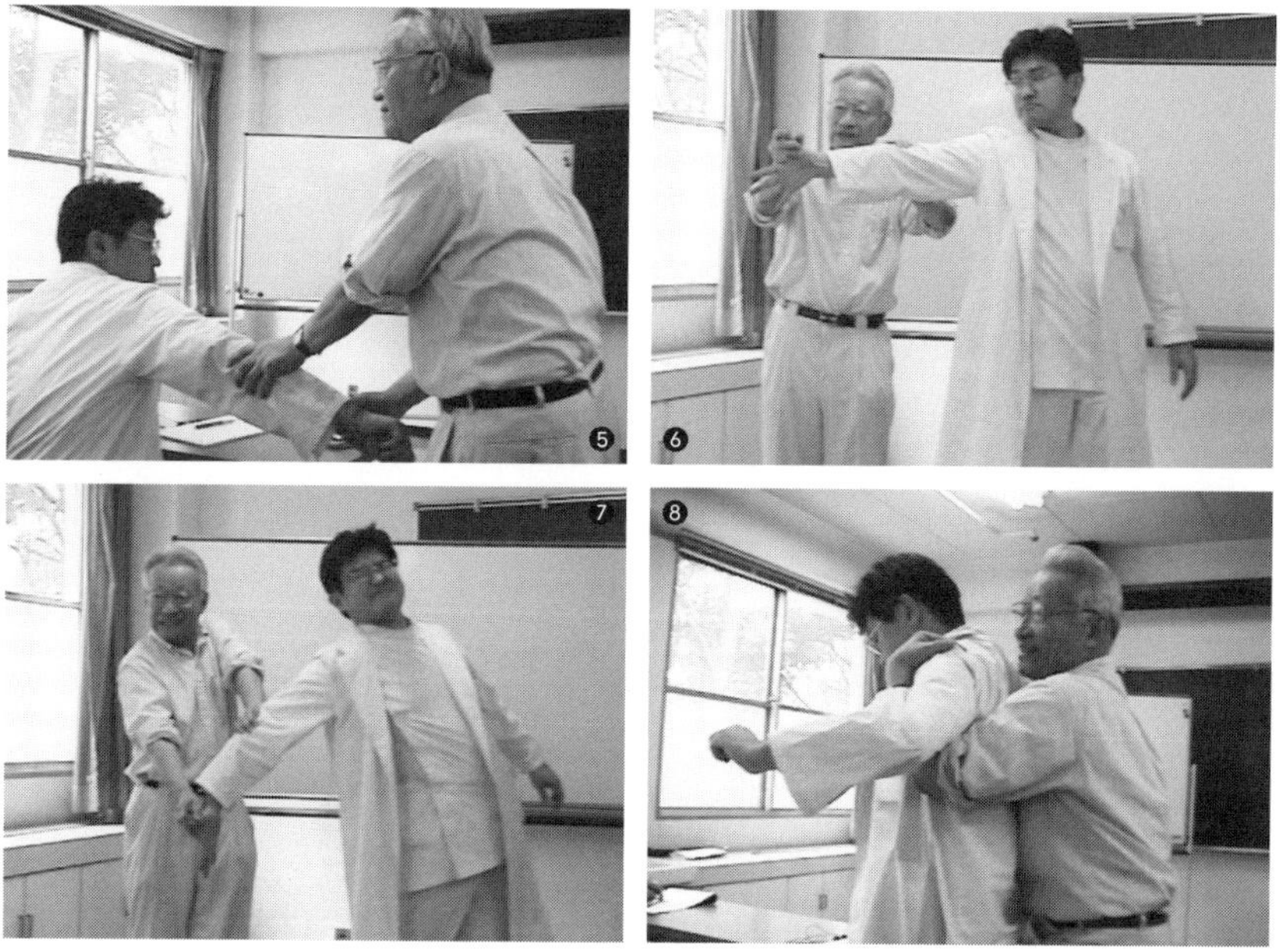

患者役を引き受けてくれたドクターも戸惑っているし、私も全然エレガントではありませんが、これは仕方がありません。ただ、一度、ドクターはぐっと力を出しました。これは私の抑制という刺激に対する反応かな、と思います。一、二度はそういうこともあるでしょう。

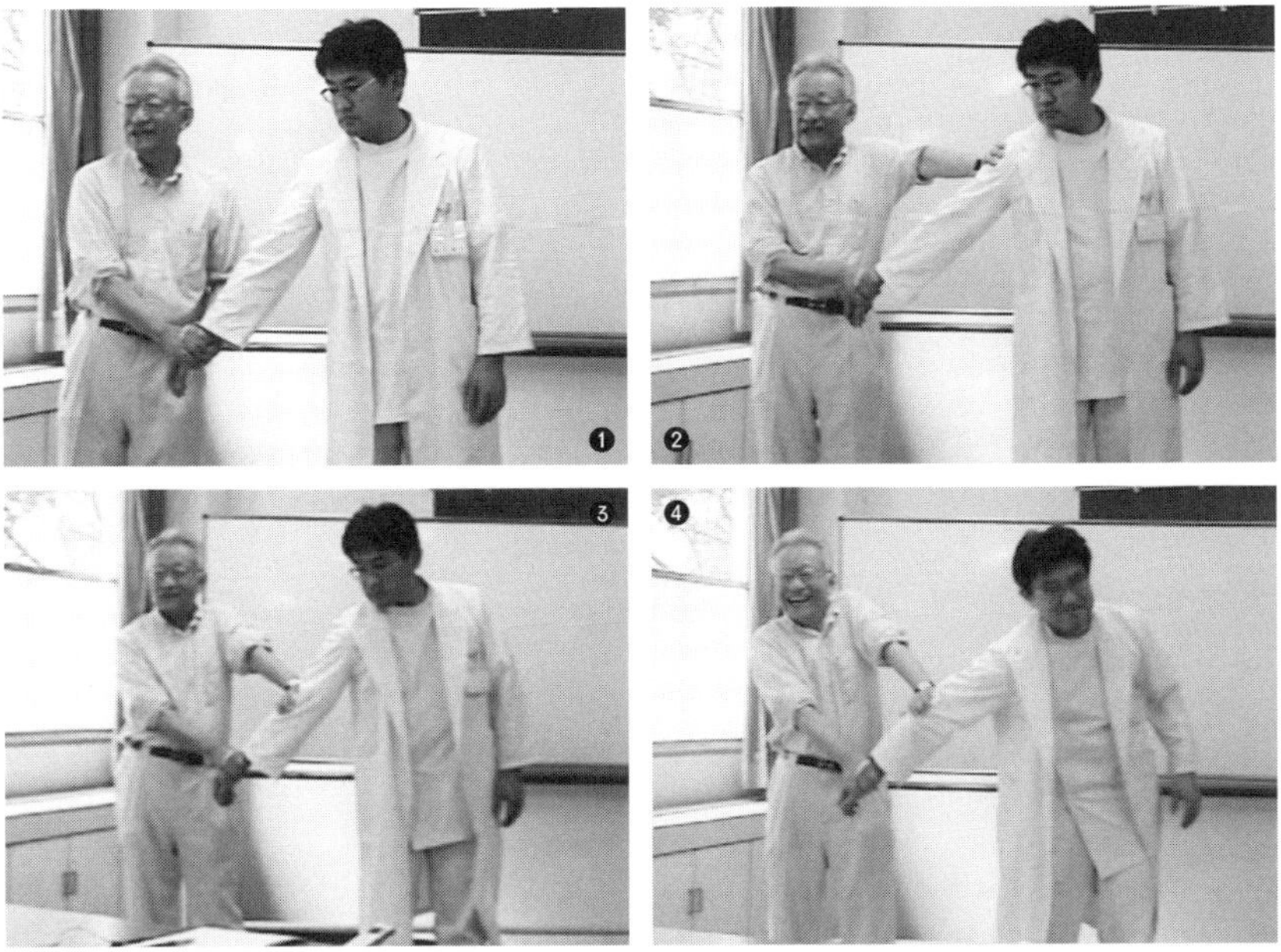

どもさんがいるので、仕方ないから一人でこれをやった。じっとしていると、大変なことになりました。それは患者さんからではありません。ひょいと看護師が見に来て、他の医者たちを呼んだのです。ところが「大変だ。先生がつぶされる」ということで、何人かでその大柄な子どもを引き離しにかかったので、「冗談じゃない。引き離すな」と。せっかくいま二人とも仰向けで相手が落ち着いてきているので、もう少しこのままのほうがいい。いま引っぺがしたら元の木阿弥《もくあみ》じゃないか、と思いました。

いつまでも続けてはいられませんが、せめて私に聞いてからにしてほしいと思いましたね。こういうやり方はたぶん見たことがなかったのでしょう。ありがたいことではありますが。このとき私のほうは手を離すまいとがんばったせいか、筋肉が断裂して一か月ぐらい腕と脚が痛くてしょうがなかったです。

2

〝手負い〟にしてはならない

いざとなったら、できなければいけない

「そんなこと医者がやるとは思わなかった」とその看護師に言われましたが、こういうことは、いつもする必要はなくても、できるということが重要です。

このあいだ信州へ旅行に行ったときに、運転してくれたのが六〇歳ぐらいの船長さんで、いろいろと話をしました。船長さんがいつも舵《かじ》を握っている必要はないけれども、いざというときはできる必要があると言うんです。むずかしい港にもさっと接岸できる技術が要求されるわけですね。

これと同様に、医者がいつも摘便をする必要はないかもしれないけれど、看護師が困っていたら当たり前の顔をしてできなくてはいけない。私たちのころはインターン制度で、看護師のできることを一通りやらなければならなかったのが、その後とても役に立ちましたね。

さてみなさん、ちょっとやってみられますか。

《しばらく聴講者同士で、腕を押さえる方法をやりあう》

……ソフトに、エレガントにおこなうのです。……そうそう。

患者さんは覚えている！

先ほどの腕を押さえる技術は、注射を打つときの腕の固定にも使えます。ただ注射を打つときには、特に最初は、かならず、「私は医者で、あなたの状態が○○と判断するから、××という薬を私の責任で打たせてもらうがいいですか。いまはそう思えないだろうけれども、この注射を打って一五分ぐらいしたら落ち着いてきて、一時間経つと頭のなかの乱れている考えがずいぶん整理されてきます」と言います。私は最近の薬は知らないけれども、クロルプロマジンなどでは頭のなかの考えがいったんピタッと止まるのです。このリセットが予告されていなかった場合でしょう、「医者によって白痴にされた」――差別語を使いましたが患者さんの言葉です――と何年も繰り返し言っていた患者さんがいました。

患者さんは、全然聞いていないように見えても、きちんと覚えています。非常に錯乱している場合には睡眠剤を静脈注射することがありますが、まず脈をみて、それから「私は医者です」「ぼくは医者だけど」ときちんと名乗ります。そして、「あなたはいま頭のなかが忙しすぎて、考えがいっぺんに押し寄せてまとまらないのではないでしょうか。……（しばらく待つ）これから打つ注射は頭のなかをきちんと整理するもので、気持ちよく眠って目覚めたら、いいほうへ少し変わっていると思います。医者としての責任で判断するから、私を信用してほしい」というようなことを言います。ふっと、うなずかれることがけっこう多い。

こういう場合は、医者と患者との治療関係は一対一でシンプルだから医者が実行するのがよいでしょうね。「医師の指示」とかなんとか間に人が入るとややこしくなります。「誰それの指示」というのがいけないと申しませんが、聞くほうにとってみれば「実施する人」が指示者の名を挙げるのは責任回避みたいに聞こえてしまいがちです。

患者さんはこれを全部、覚えています。全然聞いていないようでも覚えています。

なぜ名乗らなければならないのか

われわれは毎日のように新患を迎えていますから慣れていますが、患者さんにとっては一生で初めてという場合が多い。私よりもっと上の年代では薬がなかったですから、いきなり袋をかぶせて病院に連れて行ったこともあったそうです。拉致と同じだね。半世紀前の話ですが、かなりタカ派の収容ですね。

その患者さんは十数年たっても「白衣の暴力団に拉致された」と言っていたのです。いつまで経っても医療者をぜんぜん信用しないで、みんな暴力団だと言っている。その患者さんは、とにかく医者と見たら走っていって「殺さないでください。電気打たないでください」とワーッと十箇条くらい唱える。いくら強迫症なんだと言ってみても、彼が生命の脅威を感じたこと、それは事実なのです。

いま、まさかこのようなことはないでしょうね。往診は相手の土俵で仕事をするのですから、ほんとうはプロ中のプロらしいことですね。「院長先生が往診してとてもていねいに入院までしてくだすった」という手紙を昨年の秋にある方からいただいたので、そういうワークも健在だと知ってうれしく思いました。

医療との最初の出会いが患者さんには決定的に重要です。ですから、初めて会ったときに「私は医者です」「看護師です」と名乗ることは、将来のためにもとても大切なんです。

ハト派的患者迎え

私は、入院に合意した患者さんを外来から病棟まで連れて行って、師長をはじめ看護部の一同を紹介してから、患者さんを紹介します。患者さんが「よろしくお願いします」と言うと「私からもよろしく」と言い添えることにしていました。するとナースステーションのみなさんも「よろしくお願いします」と答えるでしょう。そしてシニアの看護師が握手する。これは男性なら男性の、女性なら女性の看護師長なりシニアナースがよいでしょう。

この「儀式」はそれからの時間、特に不毛な時間を大幅に節約します。だからこうする時間は十二分にペイします。もっとも大学病院で外来で新患が何人か続いたようなときには、一緒に行って経験しておいてもらった研修医に代わりに病棟に同行してもらうこともありました。

一度医療者に不信感をもってしまった患者さんの場合、二度目の患者迎えは荒れがちです。逆にいうと、ハト派的な患者迎えは患者さんと家族の将来を決めるだけでなく、今後の医療者のためでもあるのです。東京では移送会社というのが普及していますが、利用のしかたに留意しないと医学的にみて好ましくない影響を及ぼすのではないかと私は思いますね。

往診に際して

往診の前には、まずその後の予定を全部取り消して、大小便は済ませておきます。「何時までに帰らなくてはいけない」などと思っているとだめです。また、患者さんと応対しているときにちょっと出ていくというわけにいかないですから、大小便を済ませておかないと落ち着かないのです。小腹がすいているときはちょっと何かをかじっておきます。ペットボトルなどを持っていくとよいかもしれません。身分証明書はかならず携帯します。途中で患者さんが交番にかけこんで「拉致される」と訴えたことが実際にあったそうです。

患者さんの家族には、家までの地図と自宅の見取り図を描いてもらっておきます。それでも地図が間違っていて閉口した覚えがあります。家を探しているあいだに、こちらが気力を消耗してしまいます。似ているようで少しずつ違う住宅の集まるところで、しかも道が直交していないのが増えていますね。こういうところは特に迷いやすいのです。電話番号がわかっていたらカーナビのある車がいいでしょう。「往診中」の札を出し、少し離れたところに停めます。

患者さんが家のなかのどこにいるかも聞いておきます。これは実際あった事件ですが、ドアを開けたらいきなりドアの向こう側に患者さんが刃物を持って立っていた。その看護師は即死を遂げています。そういうことがあるので、患者さんがどこにいるかは非常に大事です。

患者さんの家族が座布団だのお茶だのとあわてふためくことがあるので、それはあらかじめ断っておきます。患者さんとは、向かい合うのじゃなくて並んで座るのがいいですね、利き手側に。掘りごたつがいちばんいい。

まず、来た理由を述べます。しかし往診の理由も治療の必要性も、家族のせいにしちゃいけません。かならず医療者、具体的には医師の判断だと明言しなければなりません。

それから、入院させると決めてかかってはいけません。行ってみたら、「あ、これは外来でやれる」ということはけっこう多いのです。しかし往診のあとに、家のなかで騒動が起こるのは本意ではありませんから、外来治療の日にちはいつにするかをはじめ、具体的ないろいろな点について合意に達するまで留まる必要があります。なお、外来の日は「曜日」だけでなく「日にち」も言わねばなりません。曜日だけだとひとごとに聞こえます。

同性なら握手をして別れます。患者さんはこれを覚えていて、なつかしがるときが来ます。患者さんの手はしばしば荒れていて、かたく冷たくて、孤独だったんだなあとしみじみ感じることが少なくありません。

「聴診器」と「脈」という小道具

往診したら、とにかく前よりよい状態になってくれなければならないのです。混乱を残したまま立ち去ることはできません。ですからかなり覚悟がいりますね。そのときの平和的で有効な手段は、「聴診器」と「脈」です。保護室で落ち着かない患者さんでも、聴診器を当てているあいだはかなり落ち着きます。脈をとっているとこちらが考えているような表情をするためでしょうか、だいたい落ち着くものです。

急性の統合失調症の患者さんはたえず荒れているようであるけれども、凪《なぎ》が周期的に訪れることを知っておいてください。風の呼吸みたいに、強く吹いては止まり、吹いては止まり……というように。

それから強制力を用いるときは、家族の方には「大切な息子さん（お嬢さん、など）をやむを得ず、このようなことで申しわけありません」と謝ります。「入院していただかねばならないと判断します。ご承諾いただけますか。申しわけありません」とも。しばしばわっと泣かれます。何かころが通うきっかけになります。

少しでも強制的なかかわりをするときは、家族の方は「自分はとうとうこうしてしまった」という罪悪感を深めておられます。喜んで家族を入院させる人などいませんよ。それを引き受けて、罪悪感を軽くするのがプロの仕事です。給料のうちです。

3

患者さんにはどう見え、どう聞こえているか

目には威圧力がある

保護室に、特に女性看護師は、一人で行かないのが原則です。事故は一人で行った場合が多いですね。男性看護師でもできるだけ二人で。男女一組になっても。

目は威圧力がありますから、患者さんになるべく正面から向かっていかない。サリヴァン先生も目をつぶって面接をしたそうですけどね。声に注意を払って、ほとんどの時間、目をつぶっていたといいます。私もサリヴァンに言われたからでなくて、いつの間にか目をつぶっていることがけっこうありました。

もちろん、対決的に顔の正面に目を向けるのがよいこともありますが、そういうときは、やんわりと鼻の根もとか、少し下を見るのがよいと思います。鼻というものは、見ているとどれもユーモラスな形をしていて、こちらの心にゆとりを与えてくれます。

声には〝こころの弱音器〟をつける

繰り返し言いますが、声の調子は患者さんにとって、考えられないくらい重要です。聴覚は警戒感覚ですから、ちょっとした音がものすごく大きな音に聞こえている可能性がある。他の感覚もそうです。

私に暴力をふるった最初の患者さん――先に述べたとおりパチパチパチパチと私を殴ってからすっと有熱性緊張病で棒みたいになってしまったお嬢さんです――は、よくなってから「ナカイ先生はとてもよくしてくれた」と言うのだけれども、「一つだけ恨みがある」と。「足の裏をナイフで切ったでしょう」と言うんです。何だと思います？　バビンスキー反射です。

バビンスキー反射というのは、足の裏をとがったもので軽くこすり上げると指が上か下かどちらを向くかという検査ですが、こすり上げた際にナイフで切られた痛みがあったと言う。この記憶は最後まで残っていました。実際そう感じるほど感覚が鋭くなっているわけですね。

統合失調症の人の暴力はそういうことが理由で起こっているかもしれない。だから声には〝こころの弱音器〟をつけてしゃべったほうがいいですね。

病棟の騒がしさもそうなんですよ。非常に大きな刺激になっている可能性があります。ですから病棟が静かであることはたいへん重要です。

患者さんの声に引きずられないこと

自分の声の調子を知っておく必要がありますね。ある音楽家が「声の調子が単調で甲高い人は、会議のときに意見が通らない」と書いています。声の調子で会議の多数派が決まることがけっこうある、と。音楽家だから耳がいいのでしょう。声が平べったくて甲高い人はジェスチャーとか表情とかで補っていることがわかってきた、とも書いておられました。

患者さんの声に引きずられないことです。引きずられないことが、暴力のテキストブックによく書いてある「ディエスカレーション」ということになるのかもしれません。エスカレーションとは、ベトナム戦争なんかでどんどん戦争のレベルを上げていく、爆撃したらいけないところを爆撃するとかいうことなどに使われた言葉です。ディエスカレーションはその反対です。

「プロ的エレガンス」への入り口

こちらが興奮するとそれが相手にはね返ってまず恐怖を強め、この恐怖を払うために大声を出すとか行動するとか、とにかく悪循環をスタートさせます。興奮というものはうつりやすいので自分が興奮しないようにすることが大切ですが、興奮の芽は私のこころのなかにも出てくるもので、それまで止めようとしてかかるのは無用です。ただしこの芽は、自覚するとふしぎに静まります。

おそらく暴力をふるう患者さんに対して医療者が興奮してしまう理由の一つに、「適切な対処法を知らなかったから」ということがあると思います。つまり医療者の無力感を反映しているということです。

先ほど「エレガントに」ということを言いました。じつは「プロ的なエレガンス」への入り口は意外なところにあります。こころのなかで「きみ(あなた)も大変だね。ほんとうは大丈夫なんだよ」とつぶやいてみるのもよい方法です(ほんとうにこころのなかでつぶやくのが肝腎です)。表情がそれに相応したものに微《かす》かだが確かに変わります。そして、こちらのゆるみが相手に伝わります。それができなかったら「帰ったら今日はビールを一本飲もう」でもいいのです。外科医はむずかしい手術のときにはそう考えてみると言いますが、ほんとうかもしれません[★2]。

[★2] あちらが気が立っていると、こちらも気が立ってくるのが自然です。自分に向かって「落ち着いて、落ち着いて」と言うのもいいですが、こころのなかで「きみも大変だね。つらかろう。もともとやさしい人だよね」とか言ってみると、たとえはじめはそう思えなくとも、だんだんそんな気にもなります。それよりも何よりも、こころのなかでつぶやくと自分の顔の表情がそれに応じたものに、微かにでもなるようです。

私は一九七七年にはじめて海外に出てカナダに行きました。ホテルのエレベーターのなかは大柄な中年の女性と二人きりです。なんと女性の顔がけわしくなってゆくではありませんか。初対面の人です。思い当たったのは、私が目をそらしていることでした。ここは見てあげるのが礼儀の国に違いありません。私はゆっくりと彼女のほうに向きなおり、こころのなかで「あなたは美しい」と繰り返しました。本心からかどうかは申しませんが、なんと彼女の表情は少しずつ和やかになり、にっこりしてエレベーターを降りていきました。

落書きは消す、挨拶をする

環境の面でいうと、病棟の落書きなどはすぐ消すべきです。ふつうの人が乗れないような状態だったニューヨークの地下鉄が改善したのは、落書きがあったらすぐに消したからだそうです。傷がついていたらすぐに修理する。破壊されたものはすぐに片づける。

もう一つ、おだやかに挨拶することが大事です。挨拶は最低限の対人関係です。

私が住んでいる団地にはかつて泥棒が多かったのですが、まずお互いに挨拶するということをした。挨拶されると泥棒さんはすごく気持ちが悪いそうです。顔を覚えられたと思ってまずいという だけではなく。こちらが敵対的に出たほうが向こうとしてはホッとするのでしょう。軽く頭などを下げられて、しかるべき表情で迎えられたらそわそわするらしい。それを始めてから一年間、毎年数件はあった泥棒が出ていない。住民も少しずつお互いに言葉を交わすようになってきましたね。

「病棟を耕す」とは

病院で患者さんのそばを通り過ぎるときにも、頭を軽く下げて挨拶するということが大事だと思います。われわれは「仕事を急いでいます」とばかりに患者さんのそばをピャーッと通り過ぎがちなのですが、あれは患者さんから見たらさぞ「自閉的」に見えるでしょうね。あるいは「おまえはカウントしない(数のうちに入っていない)」と。

むかし講演したときに、ある女性の精神科医（たしか佐藤幸子先生）に、「私は一人で二〇〇床を受け持っているんですが、そういうときはどうしたらいいですか」と聞かれたことがありました。みなさんはどう答えますか。

そういうときはまず、病院の廊下を行ったり来たりして、出会う患者さんに挨拶することから始めることを勧めます。そのうちに何かが変わってきます。つまり、これは病棟を耕しているようなものだと。荒れ野に鍬を入れているようなもので、そこからおやりになったらどうですかと答えました。その方とはその後ときどき話をする機会があって、「あのアドバイスは精神的にいちばん楽だった」と言われました。

こういう状況ではくわしく診るのは患者に求められて、ということでだいたいよいと思います。順番のカードを渡して、急ぐ人は皆に断って順番を早くして。そう決めておけばまず問題は起こりません。二〇〇人も一人で診ていたら圧倒されますから。処方のために診るなら脈だけはとってくださいね。まあ、そういう病院はもうないと信じたいですね。

初診のときにていねいに手を抜かずに診ておいた患者は、初診の方が長びいても待ってくれます。自分のときもああだった、と。初診のときに「自分は初診もあっさり済まされて……」という人は、逆になってもふしぎではないでしょう。

それから、診察を終えて診察室を出る患者の顔を待合室の人はよーく見ていますよ。私は植木を置くとかいろいろ工夫をしたことがあります。涙をこぼしている方もおられるでしょうから。

4 ふっと力が抜けるとき

暴力はとりあえずの統一感をもたらす

さて、患者さんが暴力をふるうときには、どういうことが起こっているのでしょうか。人のこころのなかをのぞくわけにはいきませんが、考えてみましょう。

まず暴力というのは、低レベルで一時的ですが、統一感を取り戻す方法になります。頭のなかが乱れてまとまらないときに何かからだを機能的に使うことをすると一種の統一感が生じます。スポーツのあいだは悩まないでしょう。行為というのはいっときには一つのことしかできません。大声を出すのも、いっときには一つのことしかしゃべれませんから、同時にいくつも考えが頭のなかをかけめぐっているときには統合の方向、コントロールの方向に向かうのです。特に恥ずかしい考え、あられもない考えのときです。

ただ、繰り返すと急速に効き目がなくなります。そのうちに些細なことにでも同じ反応をするようになります。だから嗜癖と同じで、勧められません。

ピース・オブ・マインド

次に、非常な恐怖、外界が自分を圧倒してくる感じ、それから自分や自分のからだに実在感がないときにはからだが金縛りになるのがふつうですが、この状態が突然パッと解けて行動になるのが、サリヴァンも言っている「緊張病性昏迷がほどけたときの暴力」です。緊張病性昏迷の人の頭のなかは、ちょっとでも動いたら世界が壊れるかもしれないというような感じでしょう。

宇宙戦争みたいに争い合う勢力間の闘いに巻き込まれて、嫌でならないのに振り回されている感じが近いのでしょうね。興奮患者、飛び出す患者は「こころの平和」を求めているとサリヴァンが言うのは、ほんとうだと思います。「ピース・オブ・マインド」だと。「木は静かになりたいのに風がやんでくれない」という思いもあるでしょう。

暴れる患者は恐怖から

患者さんのこころの底の共通点といえば、恐怖です。「暴れる患者は恐怖から」と言ってまず間違いありません。医療者への個人的な怨恨から暴れるわけじゃないことを忘れないようにしましょう。例外はもっともな場合がけっこう多いです。いちばん多いのは屈辱感を起こさせる場合です。これは患者であろうとなかろうとほめられたことではありません。

赤ん坊は泣き出したらだいたい一五分は泣いていますね。即刻泣きやませようと思ったらかえって火に油を注ぐみたいになって、いつまでも泣いています［★3］。暴力も同じだと思うのです。暴力的になっている状態はだいたいは十数分ぐらいでしょうが、長く続く場合は本人のこころのなかにも、周囲の人々の反応にも、火に油を注ぐものがあるのでしょう。よく見ていると中休みが何度もあります。

〇・五五秒遅れの「現在」

どういう脳の機構で人間が暴力的になるのかを簡単にお話しします。これは、リベットという人が一九九五年ぐらいに出した仕事です（二〇〇五年には『マインド・タイム』（岩波書店）という訳本が出ました）。

われわれの無意識的な「判断」では、だいたい一〇の七乗（一〇〇〇万）レベルのビット数（情報の最小単位）のデータを脳が分析して結論を出してくるのだそうです。これはまったく意識されません。

これを吟味するのが、だいたい二〇ビットぐらいのデータ。情報単位で二〇ビットというわずかなデータによって、意識がいま思いついたこととして吟味する。この間は約〇・五五秒です。

無意識的な判断をするもの（主体）を、リベットは「セルフ（自己）」と呼んでいます。意識的な判定者は「エゴ（自我）」、つまり意識的自己です。ここで無意識的自己からの判断を、意識的な自己は〇・五五秒遅れで「いま、自分がこう判断している（決断している）」とみなすのです。

当たり前の話ですが、みなさんに殺してやりたいやつが一人や二人いてもかまわないです、実際に殺さなければ。なぜ実行に移さないかといえば、この「待てよ」というのが〇・五五秒遅れて働くからです。

「待て」という意識、それが良心である

私たちは、この〇・五五秒遅れを「現在」と考えているわけですね。いま思いついたと。実際は殺してやりたいと思っていても、「まあ、待てよ」ということなんです。これでわれわれはなんとか日々を過ごしている。実際は考え直していても、それを反省とは思わないのです。ところが、アルコールとか麻薬とかその場の雰囲気とかで、これが鈍ってくる。やりとりしているうちに過熱してくるとか。

アメリカのわりと最近の実験では、黒人の絵を白人に見せると、偏見がむき出しに出るのだそうです（具体的にはどんな実験かわかりませんが）。しかし〇・五五秒遅れでそれを修正する。〇・五

［★3］　私の友人の小児科医は、自閉症の子を診察するのに五〜六人で押さえつけているのをやめさせて、「この子、何が好き？」「数を唱えること」「数を数えてよね、センセイに」「1・2・3・4・5・6……」「もう少しゆっくり、ね」「1・2・3……」というあいだに、膿んでいる耳の中をゆっくり診てしまったそうです。精神的医療は精神医療者の専売じゃありませんね。

五秒ですよ。私たちは意識しませんが「やはり黒人に対する偏見はまずい」ということで、〇・五五秒遅れで抑えたのを「現在」と思っている。

この「待て」がしっかりしているかどうか。これを「良心」といってもいいかもしれません。「意識」と「良心」はヨーロッパで生まれた観念で、あちらではもともと同じ言葉なんですね。私は長いあいだふしぎに思っていましたが。

差別意識そのものをすっかり消せというのは無理難題です。そこまで努力しようとする必要はありません。第一、不可能です。私たちは二〇ビットほどの「意識的自己」の内容を、多少のことで揺るがぬほどにしっかりするように努力すればよいのです。

「聖職者」といわれる人がいいトシをして痴漢とか万引きで余生を棒に振りますね。ひとごとではありません。

一分間じっとしてみる

臨床現場の話に戻ります。どんな場合でもまず抑えにかかる、というのはやめるべきですが、抑えてもらったほうが患者さんが安心する場合もあります。

先ほど申しましたが、こちらが普通の顔をして（「きみはおだやかな人だけど脅えているんだね、脅えなくてもよいよ、脅えなくてもいいために私はこうしているんだよ」などとこころのなかで独りごちながら）じっと腕を押さえていると、ふっと患者さんの力が抜けていくときがあります。そういうときは注射をせずに薬を飲んでいただけることもあります。一分間じっとしているのはものすごく長く感じますけれど、そういうものだと思ってやっているとふっと相手の力が抜ける。力が抜けたときの患者さんはほっとしているはずです。

筋肉は動かしていると、それこそ疲れるまで何十分間も動かしておれます（実際には一五分くらいでやめたくなる。そこで「油が注がれる」とまた一五分くらいもつ）。これをA状態とします。しかしトーニックな筋緊張、たとえば水平に手を伸ばしていると、一分経てばもう下ろしたくなりますね。やってごらんなさい。これをB状態とします。つまり私が先ほど話した方法は、関節が固定する方向に軽い力を働かせて、A状態をB状態に変えているのです。

ですから、「プロ的エレガンス」ですっとこれができるようになりますと、患者さんは制圧されたという屈辱感が最小限となり、恨みを残すことが少なくなります。もちろん一〇〇パーセントそうだとは申しませんが（医療に一〇〇パーセントはないのです）、よほどあちこちで不幸な処遇を受けてきた患者さんでなければこちらを悪人と思っていないはずです。「どこまで頼りになるのかな」ぐらいは思っているかもしれないですけれど。患者さんこそ、自分を「悪人」と思っているかもしれません。

対処法が身についていれば怖くない

本格的な暴力対処は、たとえば『犯罪交渉護身術』（毛利元貞著、並木書店）などに書かれています。

私はこれを読んで、あらためて精神科の患者でない諸君の怖さを知りました。もっとも犯罪者も精神科の病気になりますから、その場合どうするかです。

参考になるのは、まず暴力の痕跡は速やかに消せということです。先ほどの落書きの話と同じです。家庭内暴力の場合にも当てはまるでしょうね。こわれた家具とか孔《あな》のあいた壁とか。根くらべになることがありますが、殺風景なところにただ居るだけというよりはよいでしょう。私は保護室の壁をふんわりしたものでおおって一年ぐらいで替えるようにしました。固い壁を見ると、人間も固くなって強く叩きたくなりますよ。

また、「正義感などに燃えてぶつかっていくな」と、この暴力対策のプロは言っています。逃げるときは、相手の鼻翼あたりをやんわりと見ながらゆっくり後ずさりすることがよいかもしれません。背中を見せて走るのは速度に絶対の自信があるときか、安全地帯がすぐそばにあるときだけです。

闇社会の人［★4］も、やたらに暴力をふるいたくはないはずです。かならずリスクがありますから。どういう場合にそういう諸君がカサにかかってくるかは私にはよくわかりませんので、毛利さんの本などに譲ります。ストーカー被害者を守る職業の人の話からも教えられます。

警察官は暴力団が平気で、精神科患者をひどく恐れます。けっきょく一言にしていえば、それぞれの相手にふさわしい対処法が身についていれば怖くないという平凡な事実でしょう。

[★4]　これは看護師の業界ではよく知られていると思いますが、注射をむやみに怖がるのは、暴力団関係者と職業軍人と、たしか医者でした。これらは人を痛い目に合わせがちな職業(?・)ですね。

南方軍総司令官の寺内元帥はシンガポールで梅毒にかかりましたが、当時は砒《ひ》素剤の静脈注射しかなく、その注射器（かなり太い注射器です）を見ただけで卒倒したそうです。その軍医中佐は「閣下に何をするか！」と上官に殴られ、「まだ何もしておりません」と答えたということです。戦争中、軍でさかんにささやかれた話です。

注射器は痛さのシンボルですよね。子どもに「そんなわがままをいうと、センセイに注射してもらいますよ」って言うじゃないですか。実際の痛みでなく「痛みの想像、先取り」のほうが強い恐怖をまきおこすという機微は、何か非常に深いものがあるようです。

私は、学生に毛の生えたような時代に、重い結核の患者に毎週一回注射していました。その人は大阪でナンバーツーの親分だというのですが、子分も結核を恐れて寄りつかず、輪番制で一人だけ遠くからウチワであおいでいる始末でした。結核を恐れず、かいがいしく看護していたのは正妻でない女性でした。

私は、自分が結核をしていることもありましたが、当時の医者は、結核を恐れるなんて医者の風上にもおけないという気風がありましたね。とにかく私は、他の患者と同じように注射したり話したりしていました（点滴は、当時は器具一式をそのつど煮沸消毒して、リンゲル液にビタミンを加えます）。

この親分は、口に出さなかったですが、私を気に入っていたらしく、私が当直でない夜に亡くなったのですが、「あの医者を呼べ」と絶叫したとか。阪神間の裕福な家の坊ちゃんだったとかで、実家の人が引き取り、正妻でない女性は裸で放り出されたそうですが、ミカン一箱を持ってあいさつに来たのは、この人だけでした。

というわけで私は、患者としてのそのほうの方には嫌な記憶はないのですが、甘くみるといけないでしょう。どうも、エジキにできる相手が本能的にわかるようです。

患者さんのコントロールを助けている

今日私がお話しした身体制御の方法は万能ではありませんが、意外にこれで済む場合が多いし、慣れるとすっとからだが動きます。じつはこれは、合気道をマスターしているある精神科医に、一つだけならどうするのがよいかと尋ねて教わったものが基本になっています。

言うまでもありませんが、相手を倒すために用いる技術ではありません。相手を「ケア」しているのだということを忘れないでください。「制圧する」などというおごりは絶対にいけません。それは「大けがのもと」です。

患者さんは自分をコントロールできない恐怖をもっています。患者さんの求めているのは安全保障感であり、われわれの身体的なかかわりによって束の間であってもそれをつくり出そうとすることなのです。実際、ふっと患者さんの力が抜けるのを、腕を、指を通して実感した人は、私の言うことが美辞麗句ではないことをわかってくださるでしょう。

このような技術をもつことは、「暴力常習患者」という不幸な存在をつくる予防の一助にもなるはずです。どんな刺激に対しても暴力で反応する暴力嗜癖者ができあがってしまうことはあるのです。アルコール依存症でも、最初にアルコールに手を出したときはとてもつらいことがあったのでしょうね［★5］。それと同じで、最初に暴力をふるったときは、よほどのことがあったのでしょう。

何度も抑える必要が起こる患者さんは、ほんとうはコントロール体験がいい思い出なので、何度もされたがっているかもしれませんよ。そう考えてみましょう。

最後に、こちらがエレガントに振る舞えば「やれやれ、嫌な仕事だ」という気持ちでいるよりもずっと達成感が大きくなり、この感覚は患者さんにも伝わって、どこか達成感を共有するようになる——そんな希望をもちたいところです。こういうものは、希望をもつことが実現率を高めるものですから。

……それじゃ、今日はこのへんで。

[★5]　アルコールだけでなく、水中毒《みずちゅうどく》だって最初は口渇によるものかもしれません。薬による口渇だけでなく、そもそも緊張というものが口渇を生じさせます。また五〇年前に私が使った阪大の吉井教授の生理学教科書によれば水そのものに中枢神経の興奮作用があるそうです（この本にはいろいろおもしろいことが書いてありました。食べ物の入り口だけでなく出口にも味覚があって、少なくとも塩味は感じるとか）。また、薬は水を飲むと薬物が排泄されやすくなるでしょう。私は自分でテストしてみました。

薬とたたかっている患者さんは少なくありません。口渇は、精神科的なケアの進歩によって予防できる可能性もあるでしょう。私は二人で水を飲み合うことから始めました。話しながら、静かに、ちょっと喫茶店ムードで。ほんとの水中毒は一人も起こりませんでした。これは僥倖でしょうか。

3 病棟運営についていくつかのヒント

1

どんな環境が人を苛立たせるのか

色彩――青と緑を上手に使う

今日は暴力という問題について、「予防」の見地から考えてみましょう。暴力を誘発しない環境をどうつくるか。すぐ改良できることに、色彩管理があると思います。

赤い色は、脳に対して賦活作用があります［★1］。逆に、青色と緑色は鎮静作用があります。東北大学にいらした高橋剛夫先生の研究によると、赤い色によって賦活された脳波は青色を示すことで瞬時に抑えられるということです。緑色でも同じです。

私が精神科病棟を設計したときは東側、つまり朝日を受ける側の女子の病室のカーテンに薄いピンクを使いました。それに対して西側の男子病棟は夕日を受けます。夕日は特に夏は苛立たしいものですから、薄い竹色のカーテンを使い、幅木《はばき》――壁が床に接するところの横長の板です――を濃い竹色にしました。これはすごく斬新な設計だとプロの方に言われました。

青色と緑色とはどう違うか。青色はたしかに鎮静的だけれども、視線が安定しないという欠点があります。つまり、われわれは青空を見ると、一点を見ていることがむずかしい。視線がさまようのです（われわれの先祖が上空から襲ってくるハヤブサを恐れていたのかもしれません。ハヤブサにやられた頭蓋骨がいっぱい出てきているそうです)。それに対して緑色は視線が憩う。経験的に窓の四分の一に緑が入っていると精神的に安定するといわれています(熱帯の森の枝の上では敵がいなかったのです)。

私はエレベーターのドアだけに臙脂《えんじ》色を使いました。点景として使うと、強い色はじつによい効果を生みます。

室内環境——窓、壁、天井を考える

▼窓

窓のない部屋というのが、ときにあります。ある総合病院を訪問すると、なんと精神科病棟の面接室には窓がありません。これは患者さんを苛立たせる。医者にとっても落ち着かない。また出口が一つしかない面接室は、患者さんにとっても医者にとっても非常な緊迫感があります。袋小路的ですから、出口は二つ付けるようにしたいですね。

窓のない部屋ができてしまったら、後ろに蛍光灯をつけたり、偽窓《にせまど》をつくる。せめて緑か青を基調とした大きな絵を掛ける。それもだめなら壁に布を張る。

[★1] 赤色は相反する多数の意味を暗示するので、頭を混乱させるという説も出てきました。そうかもしれません。なお、赤を感じる動物は少ないようです。

白の壁は、冷たく突き放すようなところがないでもないのです。ほんのりとクリーム色が混ざっているほうが無難です。

色を選ぶ際の注意。色彩見本を渡されて、どれを使うかと相談されることが多くなりました。見本の色は実際の壁や天井や床に使うと濃すぎます。うっすらと色がついているくらいでちょうどです。この「色彩の面積効果」を教えてくれない専門業の方がいるので、こちらで気をつけましょう。

真っ黒な壁はありえないとお思いでしょうが、真っ黒に外壁を塗っている精神科病院があってびっくりしたことがありました。玄関の柱は紫の斜め縞で理髪店の看板のようでした。そこの待合室は壁が真っ赤に塗ってあり、天窓から光が入って、赤い霧の中にいるようでした。窓枠は黄色で、スウェーデンからの輸入だと。北国の病院で雪が降ればいいのかもしれませんが、患者さんはどう言ってられますかと看護師に聞いたら、やはり落ち着かないと(笑)。院長は不幸にして早く亡くなられて私は相談に呼ばれたことがありましたが、患者さんから色に苦情が出て看護師の方はかなり困っておられました。

この病院はそれなりに色彩を考えてつくったもので、私と違う意見があってもよいと思います。また、濃い色がいけないとはかならずしもいえません。病気のときは色の感じ方が変わってきます。というのも、私は手術後に集中管理室に準じた部屋で二四時間を過ごしましたが、薄いグレイの器具類、薄いブルーのカーテン、そして白い天井で、霧の中を漂っているようでした。ふと窓の外をみると近くの山に桜が満開で、ふらふらっとそちらに魅かれそうでした。たしか六階でしたから危ないと自覚しました。濃い色を要所要所に使うとずいぶん違うでしょう。

▼天井

この会場の天井を見てください。二・五ミリ間隔のドット（点）、それから斜めのストライプですね。これはやはり高橋剛夫先生が証明されたとおり、てんかん誘発的です。神戸大学の精神科旧病棟の天井がこれでした。てんかん性の要素が混じっていると思われる患者さんが入院してベッドに仰向けになったら身もだえしているので、天井に紙を貼ったら落ち着いたという実例があります。

こんなものでてんかんが誘発されるとしたら、つまらないことです。ほんとうの発作なら誰でも気がつきますけれども、それより弱い、足がむずむずしたりして身もだえするようなのは、なかなかてんかんとの関連に気がつかない。発作がない人でも、たとえば杉綾のレインコートで気分が悪くなることはけっこうあります。私も杉綾のレインコートがつくるモアレ模様には弱いですね。

音の重要性

もう一つは音の環境管理です。中年以上の精神科医の方は、ブランケンブルクという精神病理学者の名前をご存知でしょう。あまり知られていませんけれども、彼の研究に「初期バロックの音楽は統合失調症の人を安定させる」というのがあります。私はたまたま論文になる前からそのことを聞いていたので、病棟がざわついていて暴力的な雰囲気が肌で感じられるときに、初期バロックの曲——パレストリーナとかバッハ一族とか、あるいはレスピーギ——を流すことにしました。

ただ、しばらくしたら看護師さんから「急性期病棟であれを聞いていると、私たちものんびりしてきて働く気がしません」と苦情が出まして。「どういうのがいいですか」と聞くと、〝ドンとドンとドンと波乗り越えて……〟というようなのがいいのだと(笑)。

けっきょく病棟がコントロールしにくくなったときだけ流すことにしましょう、ということで手を打ちました。これはぜひご一考されたらいいと思います。ときには病棟の崩壊をもとに戻す力があります。音響は音楽療法だけでなく、環境の欠かせない一部です。「音の風景」——サウンドスケープです。デイルームも、テレビのあるのとないのと二つ欲しいですね。

季節と気候

気候と季節についても要注意のときがあります。日本で自殺がピークの月はご存知ですか。二〇年ほど前の気象医学の論文の記憶ですが、四月と六月です。秋は少ない。六月は明治に統計を取り出してから変わらないそうです。だから自然的原因でしょう。やはり梅雨《つゆ》が原因ですね。「梅雨は六割頭《ろくわりあたま》になる」と考えていいでしょう。高温多湿すぎる。私はよく患者さんにも、あるいは知人友人にも「ひぐらしが鳴くまで待て」と言いましたし、自分にも言い聞かせました。

熱帯はもっとひどいのではないかと思ってしまいますが、昼が短い。夏でも一二時間半ぐらいで、夜が長いのでホッとします。だから熱帯の人たちは午後は寝ていて夜に活動しますね。また、たしかにアラビア砂漠の気温は五〇度を超えますが、乾燥しているのでサウナと一緒です。水分補給さえ怠らなければ耐えられます。

四月の自殺は、明治以後だんだん多くなってきたということです。これは社会的な原因、つまり就職、入学、卒業の時期だからでしょうね。入学できなかったり、卒業できなかったり、就職できなかったりする方もある。それから日本では年度末でもあります。

気候でいうと、雨の降る前のほうが人間はイライラします。気圧が下がるだけでなく、いろいろな要因が加わっているのでしょう。気圧も「気圧差」でなく「下がる速度」、速度の速度つまり加速度が問題ですね。雨上がりなどはあまり人間はイライラしない。湿度も相対湿度六〇パーセントを上まわるか三〇パーセントを下まわると要注意です。私は患者さんの訴えのときは温度と気圧と湿度の三つをみます。そして、本人に異状がなければ気象の責任にします。気象のせいにしても誰も傷つきません。それに「いっときのこと」という感じを伝えることができます。

「待つことができれば半分治ったと同じ」と土居健郎先生はおっしゃいました。

逢魔ヶ刻

気候と季節が重要だと言いましたが、時刻も重要です。幻聴や妄想がいちばん活発なのは、一日のうちで何時ごろだと思われますか。これは盲点に入っていると思うのですが、看護師の交替時間、つまり夕方なんですよ。だから患者さんは見られていない、観察されていない。

私は教授室でハンコを押してばかりいるのは好きではありませんから、だいたい医局におりました。船長が船長室にいないでブリッジにいるのと同じ感覚ですね。患者さんから医局に電話がかかってくるのを私が受けるのがいちばん簡単なんです。交換手は断れないし、秘書は主治医を探さなくてはいけないんです。たいていは主治医を呼ぶ必要のない話です。「私はここの責任者ですが、私でもよろしいですか」と言って、「いや困る」という答えはついにありませんでした。

長年やっていますと、よくかかってくる時間がはっきりわかります（データをとっておけば説得力があったのですが）。患者さんからの電話が多いのが午後四時から七時なんです。〝逢《おう》魔《ま》ヶ《が》刻《とき》（大禍時）〟という言葉があるのですが、まさにそれだなと思いました。午後四時ぐらいから医局にガンガン電話がかかってきまして、七時を過ぎて八時になると収まる。

私もだんだんわかってきて、患者さんに聞くのです。「いつも何時ごろまで続きます？」と。七時までが多いですね。逆にいえば七時にならないと収まらない。だいたい患者さんは、「イライラする」とか、「今晩眠れそうにない」とか、「声がうるさい」とか言いますが、私は「七時まで待ってみたまえ。それでも同じようだったら、また電話をかけてきなさい」と答える。何百と受けていて、再びかけてきた例はないといっていいくらいです。

この時刻がちょうど看護師の交替のときであり、また晩ごはんのときでしょう。だから、気づかないんですね。正直にいって電話を受けたくない時刻ですね。私は電話での人生相談は得意ではありませんが、「イライラする」というたぐいを訴える電話を受けるのは、まあ下手ではないほうでしょう。私の特異体質かもしれませんが。

2

人的環境としての「部屋割り」

真ん中のベッドの人は治りが悪い

さて、ここからは「暴力」の問題から少し離れて、より広く、病棟をどう運営するかという点からそれを考えてみます。

私はかつて、「一病室五ベッド」の病棟を運営したことがあります。二ベッドの列と三ベッドの列になっているわけですが、三ベッドの列のほうが治りが悪いということに気づきました。特に三つのベッドの中央のベッドの人がよくならない。

私は、それは当然だと思いました。なぜなら左右両方のベッドの人に対して気遣いをしなくてはならないからです。あるいは両方のベッドから苦情を受けるからです。

これについて思いあわせるのは重役室や教授室に置いてあるソファです。かならずホスト側は両ひじ掛けのある椅子二つが並んでおり、ゲスト側は長椅子で三人座るようになっています。ひじ掛けの有無、やわらかさの違いもさることながら、三人掛けのまん中に座る人は、左右の人の微妙な動きに対してたえず微調整をしなければなりません。そのために議論はかならずホスト側が勝つ。だから私は重要な会議のときは、他社、他部門に行っても案内されたらさっさと習慣を知らぬふりをしてもホスト側の椅子に座ることにしてきました（笑）。

そんな些細なこと、と思われるかもしれないけれども、そうではありません。「ホイヘンスの時計」というのをご存じですか。ホイヘンスはニュートンと同時代のオランダの物理学者です。いまの振り子時計ではなくゼンマイで動く振り子時計を二つ並べておくと、やがて二つの振り子がかならず同期します。同じ周期で振れることは神秘的な現象でも何でもありません。微妙な揺れ、壁を通じての揺れが伝わるのです。そして「同期すること」が、安定点であるということを意味しています。

私は、日常の診察でも、患者と私の脈が同期します（だからパルスオキシメーターも使っています）。きっと私だけではないでしょう。カップルが手をつなぐのも、同期のテストかもしれません。同期しないときっと不快なので自然に手を離し、そのうち距離が遠くなるでしょう。

この同期現象は、最近数学的にひじょうに注目されていることです。たとえば、どうして同時的に数千のホタルが点滅するかという問題、あるいはイワシがリーダーがいないのに群れをなして動くかという問題、そういうことにつながるのですが、まだ完全には解けていません。これは精神医学にも深いつながりがあることですが、それはまた別の機会に話しましょう。

とにかく、三ベッドのまん中は空けておくというポリシーを私はもっています。空いているベッドが一つあるということは、五床を四床で運営することであるけれども、これはその病室にゆとりを作り上げました。いまは許されないことかなあ……。でも、道理であることは変わりません。

いつでも入院できるという安心感

これを病院全体に拡大してみましょう。飯田線沿線に南信病院という病院があって——院長の近藤廉治先生はじつは私を精神科に引っ張った方でありますが——いろいろな工夫をされています。なかでも「八〇床の病棟を仮に七〇床の病棟として運営する」という方法を近藤先生はとったのです。つまりつねに一〇床の空床がある。

そんなものはすぐに埋まってしまうと思われるでしょうか。じつはそうではなかった。これは、いつでもすぐに入院できるということがいかに治療的であるかを証明するものです。

退院する患者は空いているベッドを見て「いつでも入院できるな」という安心感をもって退院します。入院を三日待たせるということは、本人にとっても家族にとっても地獄なんです。おそらく、そのあいだの時間というものは患者にも家族にも打撃を与えて、なかには不可逆的なものもあるかもしれません。三日待たせるということは精神医学では許されない「禁忌」だと私は思っています。何年かかっても取り戻せない何かがあります。

ちなみに南信病院はほかにもいろいろな工夫があって、病院が新しい土地に移ってからは私は見にいっていないのですが、今度もテレビを置いていないそうです。二～三日で患者さんは慣れるそうです。テレビが治療上マイナスの患者はかならずいると思います。先ほども言いましたが、少なくともデイルームは、テレビのあるルームとないルームの二つがあるべきだと私は思っています。

沖縄での経験

空きベッドの話を続けましょう。

一九八三年だったと思いますけれども、私は神戸大学の教授として沖縄県立八重山病院の精神科を担当するかどうかの交渉に臨みました。

沖縄県の先島諸島には八重山群島と宮古群島の二つがあって、それぞれに一つずつの公立病院精神科病棟があるわけですけれども、ある晩私は、両方の事務長を経験したという方と石垣市の酒場で会いました。一五年物の泡盛を差しつ差されつして、徹底的に事情を聞き出しました（相手は覚えておられないかもしれませんが、もう時効で許していただけるでしょう）。

二つの精神病院のうち、もう一つのほうは三か月で交替する医者によって維持されており、開設以来十数年で現在一〇〇床だけれども増床を必要とするぐらい待機リストが多い。少なくとも一週間待たなくてはならないというのです。これに対して同時に始まった県立八重山病院の精神科病棟はさっぱり増えない。つまり五〇床でも余っているということです。「あ、またぐあいが悪くなったらすぐはいれるんだな」と患者さんが言うそうです。安心して退院できると再発しにくいのでしょうか。また外来と病棟が続いているので、外来にきて病棟にはいって休んでハロペリドールを一本打ってもらって夕方帰宅する人もいて、これは入院統計に入っていないのです。

これは南信病院において、空床がつねにあるために増床の必要が起こらなかったことと対応します。これらの評判は、なんらかのかたちで中央官庁に届いたのだろうと思います。というのは、八重山病院の院長先生がいつぞや「あるときまでは叱られつづけてきたけれども、がんばって維持していたらこのごろは誉められるのですよ」と語られていましたから。そして二〇〇五年に、八重山病院精神科は日本精神神経学会で奨励賞をもらいました。

私は満床政策の追求こそ、緊急時にはベッドを使えないようになってしまった原因であり、慢性患者を大量に生み出して精神科病棟を増加させた最大の原因でもあると思っています。

目に見えない暴力のおそろしさ

患者同士の関係も、「人的環境」の一つでしょう。私はこんなことを経験しました。

ある二人の強迫症の女性患者がいて、強力なほうの患者は自分のベッドの回りにヒモで縄張りをして教授すらその中にはいれない。その一方で弱いほうの強迫症の患者がもっとも嫌うことをこっそりベッドに仕掛けていた。これはサリヴァンが、「強迫症の患者がやっていることの全部を一年間綿密に観察しても全部を明らかにできない」と指摘しているとおりだと思います。どれだけのことをしていたのかは本当にわからないのですが、たとえば不潔恐怖だったらわざわざ周囲を汚してまわるというようなことをしたのでしょう。

けっきょく弱いほうの患者が自殺したのですが、そのときに勝ち誇ったように眺めていた強いほうの患者の顔は忘れられません。その強いほうの患者は、なんと一か月後には強迫症が治って退院したのです。ほんとうに「病い抜け」したのです。彼女は、夫や子どもだって玄関ですっ裸にして全身を洗わなければ家の中に入れなかったような、いわゆる他者巻き込み型の患者だったわけですが、家族ならばともかく、弱点のあきらかな同じ強迫傾向の患者に対してまでむきだしに暴力性が発揮されたことは忘れられないですね［★2］。こういう暴力は、端的な物理的な暴力よりもあきらかに破壊的です。物理的暴力をふるわれて自殺した患者を私は知らないですから。

躁よく躁を制す

サリヴァンは、破瓜型の患者たちのなかに一人の躁病患者を混ぜるほど破壊的なことはないといっています。たしかに躁病の患者は回診のときにかならず患者と医者とのあいだに割って入って、「この患者はこんなことを言ってました、あんなことをしてました」と言い立てます。躁病患者の多くは自分ひとりで高揚していて、うるさい干渉屋です。もちろん本人は、患者と医者に大いに協力してやっていると思っています。

私は当時の病棟医長に、「躁病患者がこんなにいて病棟は大丈夫なの？」と聞きました。相手は山口直彦先生ですが、即座に「『躁よく躁を制す』と言いましてな、いちばん躁の患者だけはこっちのほうが辛抱しなくてはなりませんが、あとはみんな静かになります」という返事がかえってきましたね。要するに山下清のいう「兵隊の位」みたいに、躁の社会には躁の程度によるランクがあるのですね。何人いても躁の大合唱にはならないそうです。そのころ、つまり一九八〇年くらいから炭酸リチウムが使われる、その前の躁病患者は処遇困難でした。誰よりも偉いのですから。もっとも、その偉さは「知事と友達だ」とか、「何とか大臣と握手した」とか、「何という知名人の子孫だ」とか、きわめて現世的で失礼ながら俗っぽいです。と言って悪ければ「世界の中にあるものの範囲」です。そこは統合失調症と違うと私は思ってきました。

「カクテリング」は大きな問題

スコットランドの病院に六年いた川越同仁会病院の鈴木純一先生によれば、北海の漁夫が数名入院していて荒くれ男ばかりで手を焼いていたのだけれども、漁船のオーナーがうつ病で入院してきたとたんに、別人のようにおとなしくなった。「階級は病いより強しですな」と言ったものです。もっとも当時のイギリスでは、医者を殴ったらただちに保安病院 security hospital 行きと決まって

［★2］　もちろん、強迫症の人はしなくてはいられないからするのであって、悪人と思ってはいけません。しかし、強迫症の看護が好きだという看護師の方は、あっても少ないです。
　私は医師の方に申し上げたいですが、「自分(の言動)をモニターしている自分がいる？」と患者さんに聞いてみてください。「はい」と答える方と、「いいえ」「何のことですか」と答える方とにはっきり分かれると思います。モニターする自分がない方には統合失調症よりも重症の方と思って治療の肚を据える必要があります。そのときはどうするか。それはこの本の範囲を越えますが、幼少時、いや、ときにはいまも家庭内暴力を経験しているかどうかを疑ってみるのは決して無駄ではないと私は思います。

いたそうです（いまはどうかわかりませんが）。日本ではそんなことは考えられませんが。

とにかく、部屋の四人なり六人なりをどう選ぶかは大きな課題です。かつて少年院では、部屋割りを決めることを「カクテリング」といって――お酒の「カクテル」です――、とても重視していました。これはどうも、医者より看護師のセンスのほうが確かな世界でしょう。

私は、部屋割りを考える立場になったことがありません。ただ二人部屋は、精神科だけでなく、すべての科でぐあい悪いものです。かならずどちらかが重病で、どちらかが礼儀正しくて、どちらかが医療者受けがよくて……、です。

三人は「ジャンケンポン」「キツネ、庄屋、鉄砲」と同じで、絶対優位がなくなって入院患者はぐっと楽になります。四人は徒党が組める数ですね。六人だと「牢名主」［★3］役の人が出やすくなります。その弊害のいちばんは「ここへ入ってすぐ出られると思うな。オレは二〇年いる」などとかならずしも本当ではないことを言って新入りを縮み上がらせることです。いまは早期退院が程度が過ぎるほど主流ですが、それでも患者は一抹どころではない不信感があります。

［★3］「牢名主」はアルコール依存症の人が多いようにみえます。アルコール依存症の人の多くは病院の催しもので活躍したがるのですが、私は彼らを絶対にヒラにしてきました。彼らにはヒラを体験することが重要な治療的体験です。病院で権力をふるわせること（奉仕のかたちをとる権力欲の満足が少なくありません）は、自分の支配する小世界での権力欲と同じ構造をもっています。社会に出て、そんな小世界をみつけるのはたやすいことです。まず、配偶者と子ども――。

この無名性の体験は、断酒しても治療者が続ける必要があります。まず、「酒、やめました！」と言ったら「何日間？」と聞きます。「一〇日」と答えたら、「一〇日は一〇日の値打ち、二〇日は二〇日の値打ち」と自然な口調で言います。そして、「酒やめたと言うな。それを秘密にして誰かが気づいたときが正念場だ。きっと『酒をやめたか。おまえは意志が強い。この盃一杯を飲んでもまたやめられるだろう。オレの盃を受けてみい。オイ受けられんのか』という奴が必ず出てくる。その盃を受け取ればいままでの努力が消える。『オレは米の汁は卒業した。茶の木の汁か果物の汁にする』と言えるかな」などと続けます。「あ、オレもそんなことを言って何人かを酒飲みに戻しちゃいました」と反省する人が少なくないですね。

このころ奇装をする人やヒゲを立てる人もいます。これを母親や夫人が止めるのは勧められません。私は「やめさせたら私は知りませんよ」とまで言います。「セックスがはげしすぎる」という夫人には「それまでは？」と聞くと、ほとんどなかった人も少なくない。私は本人に若干の助言をします。やがて本人が頭をかいておめでたを告げることもあります。

アルコールなら何でもよく、ひたすら意識混濁をめざす人が治りにくいのはいたしかたないでしょう。そういう人にも私は言います。「五〇代か六〇代かわからないが、酒がきみを見放そうとするときがある。そのときが、首尾よく見放されるか死ぬか、という最後のチャンスだ」と。また振戦せん妄は生命にかかわりますが、患者の人生にとっては絶望ではなくむしろチャンスです。これを機にやめた人を私は知っており、ドイツのシュルテ教授も書いています。よく登場する警官は本人の「良心」か、ネズミやゴキブリ、小人のたぐいは「劣等感」か、それはわからないけれども。

なお、以上はタバコをやめる場合にも当てはまります。付け加えるとすれば、二日目の夜の自律神経の嵐を薬物で切り抜けることと、一週間経つと落ち着きここで再開するのはもったいなくなることか。誘惑の悪魔役が出てくるのは酒と同じ。メリットは口の中が古手袋状態から解放されること。しかし、一年目に吸ったタバコはまだうまく、二年後にようやくまずくなります。タバコを吸ってしまった夢をみるのは一〇年間。そのときは決まってストレスのときです。タバコをやめるのは向こう二週間は平穏が見込まれるときがよいでしょう。何度失敗してもよく、そのうち取りかかるのによいタイミングというものがなんとなくわかってきます。

3

病棟スタッフの和をどう支えるか

自分の荷物がいちばん重い

人的環境としてさらに重要なのが「病棟のスタッフの和」ですね。チームワークといっても同じことです。

「和」といっても、ある程度の摩擦というものはなければおかしい。ある程度のストレスが健康維持に必要なのと同じであって、スタッフみんながものすごく一致しているというのはファシズムです。やはり多少のうらやみ、ライバル意識、「出る杭は打たれる」の類いは少しはあっていい。ただ、それはスパイスです。スパイスだけで料理をつくったら食べられないでしょう。集団が「スパイスだけの料理」になったら解散して出直すのですね。病院全体がそうなったらいったん更地にして土台まで掘って捨てないと組織は再生しないと、社会心理学者のC・N・パーキンソンは言っています。

このごろの精神科病院は立派ですが「建物に負けている」病院もないではありません。患者や家族の方は、建物以上に患者とスタッフの顔に生気があるかを見ることでしょうね。これは老人ホームなどの選択でも同じです。

私がかつて山岳部部員として体験したのは、「みんなが同じ荷物を持っていても自分の荷物がいちばん重く感じてしまう」ということです。「そういうものなんだ」ということを、どこかで頭の隅に置いておくことだけでずいぶん違います。自分以外の人の荷物は実感できないのですから。

家庭の重みもさまざまであって、皆たいていは自分の荷物が重いと思っています。同時に、めったに語りません。芥川龍之介も良寛を引いて言っていますよね。「君みずや双眼の色、語らざれば憂いなきに似たり」と[★4]。この言葉も知っておいていいでしょう。

スケープゴートをつくらないこと

長である人の責任はすごく大きい。大切なことは、「スケープゴート（犠牲の山羊）をつくらな

[★4]　そうなんです。「語らざる者」──患者が、家庭を辛うじて分離しないようにしているということが実際にあるのです。いや、かならずその目で見る必要があります。「私が治ったら両親は別れる。私は安心して治れない」と。

ペットが、この役目を分担していることがあります。私が往診した先では決まったように犬が私の側に並んで座ったり、私を背に両脚の間に座ったりしました。きっと、わかってほしかったのでしょう。その犬がついに出て行ったとの報告を聞いて、私に不吉な予感が起こりました。しばらく後になってですが、飼い主は急に悪化して、慢性病棟の主になってしまったと聞きました。

私は、ペットは家族のことをけなげに心配していると思っています。猫は病気がちになります。

い」ということですね。つまり、「誰かをやっつける」「誰かがみんなの攻撃の対象になる」「あいつのために割を食っているのだというような相手をつくる」というようなことはしてはいけない。

日本赤十字看護大学の武井麻子先生の『感情と看護』（医学書院）に書いてあるように、医療者はなにも神様ではありません。感情が揺さぶれることはしばしばあるわけです。ですから患者さんに悪感情をもったりすることも当然ある。そういうことはあってもちっとも構わないですが、ただ長と名がつく人は、口に出さなくても表情やうなずきで同意したり逆に医療者を断罪してはいけないですね。ニコニコと聞いている。それは給料のうちだと思っていただきたい。

スタッフの誰かがスケープゴートになりかけたときに、それを解消する方法はいろいろありますけれども、私はキーパーソン的な人物を呼んで、「スケープゴーティングをしてはいけないよ」とはっきり言います。適当にスタッフのレクリエーションをやるのも必要ですけれども、技術を必要としないものがいいでしょう。カラオケでも「歌がうまい人ばかりが楽しんでいる」みたいなのはあまりよくないでしょうね。

看護師も患者も一人になれる部屋

私は病棟医長のとき、看護師長（婦長）の顧問役に徹しました。師長は孤独ですから。師長は、上（看護部長）からと下（スタッフ）からのプレッシャーを両方受けます。さらに医療制度と世間から、ですね。

神戸大学のときは、精神科病棟である「清明寮」に師長室をつくりました。師長が注意をする、アドバイスをする、ちょっと叱るというのはみんなの前ではやってはいけないことですから、そのためにも必要です。

それから師長には一人になる時間が必要です。これはチームワーク上、ぜひ必要であることを強調したいと思います。総師長室でなく病棟師長室のことです。最初は遠慮されましたが、喜んでもらっているはずです。これにならってくださるところがあってほしいですね。よい師長にそうそう代わりはありませんよ。

東大分院の病棟医長も二年やりましたが、ここではナースステーションの中に、さらに一人になれる部屋をもう一部屋、入れ子のようにつくりました。患者にも、外から監視されずにいられる部屋をつくりました。ノックすればわかるようにナースステーションの壁にガラス窓があって、そこのカーテンを開ければ看護師を見ることも話もできるようになっている。電気スタンドやちょっと洒落た応接セットなどを置きました。

東大分院には「嫌人部屋」があって患者の「嫌人権《けんじんけん》」というのを認めているらしいという噂が流れました。それも悪くはないなと思って別に否定はしませんでしたけれども。ひとときの〝ひきこもり〟は自分をよみがえらせる力があります。嫌人権を行使した人でひきこもりになった人はいませんでした。

「院内カースト制」をひらく

清明寮のデザインをしたときにいちばん重点を注いだのは、ナースステーションのすぐ上に医者の〝溜まり〟をつくることです。研修室ということで通ったと思います。かなり居心地をよくした結果、医者は医局よりもここにいるようになりました。

医者がすぐそばにいると、看護師のチームは精神的に安定します。私は多くの病院で、医者を探すためにどれだけ看護師が手数をかけ、神経を使っているかということをしたたか見てきましたので、医者がすぐそばにいるという病棟をデザインしたのです。消防署みたいに床に穴をあけてラセン階段でつなごうかと思ったくらいです。技術上の理由で実現しませんでしたが。

医者については、私の予想外のことが一つありました。男子医師の宿直室と女性医師の宿直室を別にして、男子医師は二段ベッドなのですが、男医の場合、上の先生と一緒に下の先生が寝るということは端的に不可能だったのです。研修医やまだ年数の若い人は作業療法室で寝たり、上で述べた医者の〝溜まり〟で寝るということが日常化しました。これほど階級意識が強いとは思いもよりませんでした。一考に値する問題ですね。

病院は一種のカースト社会です。つまり看護師の世界の情報は医者にも患者にも伝わらず、患者の情報は患者の中でまわっていて、医者の情報も医者の中でまわっている。カーストというのはそういうものですね。それぞれの中にしか情報がまわらない。たとえば患者が医者につけているあだ名は、ふつう、医者にも看護師にもわからないです。それから医者の看護師評価も、看護師の医者評価も当人にはわからない。私は東大分院を辞めるときに、病棟患者、外来の患者からいろいろな打ち明け話を聞きました。「ほう、そうだったのか。そんなあだ名がついていたのか」って。その一部のさしつかえのないところを書いたのが「世に棲む患者」という文章です（『中井久夫著作集』岩崎学術出版社、第五巻所収）。

私は、いつも味方を増やすほうを考えていました。一般論としては、敵と同じレベルになるとこっちもおかしくなる。だから外に出て理解者を増やすということを努力するわけです。私にとっての理解者は、事務や看護部にいるんですね。医者は医師団だけに籠もっていると、情報がそこに留まってしまって情報が外に出ていかないし、外の情報も入ってこない。

4 改革時の病棟マネジメント――私の経験から

改革と治療成績は同期しない

私がサブとして経験したことも申し上げましょう。ある大学病院に医局会に推薦されて呼ばれたわけですが、まず直面したのは、看護師と医者の関係がぎくしゃくしていることです。何が原因かは誰も言わない。

私がやったことは、看護師と医者をドライブに誘うことでした。「ぼくはその土地を知らんから」ということでドライブに連れていってもらったんですよ。それをやっているうちに、私に免じて許してやりましょうという感じになりました。

次に起こったのは、医者が治療に興味をもったことです。治療に興味をもっていた人が表に出てきたというべきでしょうか。医者が病棟に頻繁に入りだしたのです。

しかし後で痛切な教訓として残ったのは、「システム改革のときは治療のスピードをゆるめ、むしろ消極的にしなくてはならない」ということです。病院のシステムをよい方向に換えようとしても、そのときの治療率は上がらない。上げようとしたらかならず無理が起こる。むしろそれは下がるものと考えて、その改革が正しければ数年後にはよくなるだろうということです。

医者たちは、自分の担当患者をどんどん病棟に入れるようになった。これは一見いいことのようですが、急速な治療フィーバーとでもいうべき状態です。まずそれぞれの患者に対する医者の治療方針がどうであるかが看護師につかめなくなりました。看護師は三交替ですから、自分の主治医と顔を合わす率が少なくなってきた。そして、その年の冬には病棟では自殺が連続しました。

自殺の連鎖というのはあるのです。つまり、患者の頭に思い浮かぶ選択肢はかならずしも多くない。目の前に実例があればその選択肢ばかりが意識されて、結果としてそれを選ぶ確率はすごく上がるわけです。「自殺家系」とか「離婚家系」がある最大の理由がこれです。自殺者の脳が盛んに研究されていますが、そんなことよりも、こういう問題が大きいと私は思いますね。

士気の再建にはベースキャンプまで戻る

さて、自殺が五〇床中七名になったところで、私は教授から全権をもらい、病院長に掛け合いに行きました。そして「私の言うことはいろいろ問題があるだろうけれども、この病院が自殺の名所になったらみんな困るでしょうし、院長先生もお困りでしょう。ですから私にしばらくフリーハンドをください」と言いました。そして「患者を退院させて全病棟を空《から》にする権限をください」と申し出たわけです。院長は受け入れてくれました。

私は次に婦長に——ほとんどパニック状態でしたが——、「全員を退院させることを視野に入れる」と言いました。婦長は「一〇人退院させたら大丈夫じゃないか」と言いましたが、これは登山の経験ですが、士気が崩壊しているときには途中のキャンプに戻っても士気は再建されないのです。ベースキャンプまで戻らなくてはいけない。腹の中では全部を空にする必要はないだろうと私も思っていましたが、とにかくそうする覚悟でやる、と。実際は半分も退院させずに済んだのですが、とにかくこのフリーハンドが重要でした。

パーキンソンの法則とは

次に、この人と思う人を病棟医長に指名しました。そしてこの病棟医長に対して、「きみと一緒にやれる人間を選んでくれ」と。それから医局会をひらいて、「他の義務をいっさい免除しない。それでも受けるという条件でどうだろうか。得るのは、この得がたいチャンスによる経験だけだ」と言ったわけです。

病棟医長と、選ばれた四人――もちろん看護師にはあらかじめ、グッドドクターだと思っている人かどうかを確かめてあるわけですが――で、計五人の医者。患者が五〇名だから一人一〇名ですね。

私が使ったのは、「希望者が多い場合には条件を一つ増やす。ゼロになったら一つ条件をゆるめる。そうするとかならず適当な人間が選ばれる条件の数になるはずだ」というパーキンソンの法則です。また、一つのチームは一〇人以下、おそらく七人がベストであるというのも別のパーキンソンの法則です。五人プラス教授と私で七人です（ついでにいうと、一九五〇年代でしょうか、一人の医者が注目できる患者はいっときに一〇人までであるという報告が都立松沢病院からあったと記憶します)。

これで終わりです。あとはさっと手をひいて、選んだ人たちに任せる。私はときどき病棟に入って、患者に挨拶してまわるだけでした。

無理やりにでも休ませる

境界例の患者が入ってきたりすると、治療方針をめぐって病棟が割れることがしばしばありますね。そんなときはスタッフに休んでもらうのも必要です[★5]。車を連ねてぱぁっと野遊びをするのも一法です。短時間で済みます。自動車の席で話をするとふしぎに争いの程度が減ります。自然な眼球振盪が役に立っているかもしれません。

休むというのは、肩の荷物を下ろすということです。適当な休養を優先することは病棟運営上、非常に大切なことです。スタッフが疲れきったときに患者がよくなるはずがないですから。

治療というものは余裕があるチームでしかできないことであって、電圧が上がりきったような状態にスタッフがなったときは、その回復を優先させなければならない。長期的にいえばそれが患者の回復につながります。

阪神・淡路大震災直後に、私はスタッフの何人かに休養命令を出しています。強制的に「休みたまえ」というわけです。ホテルや旅館など休む先は考えていて、そこで温かい待遇を受けるようにしておく。私も泊まりにいったりしています。看護師と事務の方にもその場所を提供していました。……もう時間ですね。今日はこのへんで。

［★5］　マッサージ師にかかっている医療者がじつに多いですね。ただ、これは相性が重要です。お客さんが即効性を要求するからでしょうが、一般にマッサージが強すぎます。私の名古屋時代のマッサージ師はじつに私に合っていて、「今日はむずかしい患者を診てこられましたね」などと当てたものです。施術の後にぬるいお茶を一杯くださって、ちょっと離れた畳部屋で一五分寝かせてくれました。わかっている人だなと思いました。マッサージでは一般にノドが渇きますから。また、終わってすぐお金を払って出ていくと、それまでのくつろぎが吹き飛びます。特に人ごみのなかへ戻るのでは。

私がむずかしい患者と連日取り組んでいたときですが、この方は、一回マッサージをした後、三週間休まれました。再開してから「センセイの身体をもんでから何か妙な感じがして働けなくなりました」と言われました。

一年後に亡くなられて息子さんの代になりましたが、息子さんは「私たちはお客さんの病気をいただくのか、命が短いのです。父のようなことはできません」と言われ、そのとおりの施術でした。

これは、患者の自己身体イメージと実際の身体を測る研究のきっかけにもなりました。背中の二点を押さえ、その距離と高さを表現してもらうのですが、直接に自己身体像を知る唯一の方法だろうといまも思っています。たとえば神経性食思不振症の方で、同じ高さで押さえた一五センチの距離の二点がどのように大きく離れ、また上下が大きく距りうるかは驚くべきものがあります。ところが、論文を二、三書いただけでこの研究を切り上げたのは、研究者が先のマッサージ師と同じ反応を起こして診療にも日常生活にも差し支えるに至ったからです。タフな男を選んだのですが。いや、タフだったから、かえってよくなかったのかもしれません。

4

「病気の山」を下りる

1

保護室の内と外

私の考えた保護室

今日は保護室の話から行きましょう。

保護室にいるということは、患者さんにとってどういう感じでしょうか。もちろんいろいろな方がおられるのでしょうが。……じつは私は、保護室に閉じ込められたことがあるんです。

神戸大学の精神科病棟がほぼできあがったときに、私が名古屋市立大学に在職していたころの仲間たちが、病棟を見せてほしいと見学に来られたんです。私は病棟内をいろいろ見せて回って、保護室へ入りました。

保護室は、病院によっていろいろな工夫があります。ある大学病院では、渦巻き型の病棟のまん真ん中に保護室があります。ナースステーションの隣なのでよいようですけれども、城壁に囲まれている感じがしますね。別の大学病院では、ガラス一枚を隔てて運動場に臨んでいるんですね。あまりに外と内との落差がありすぎて、スポーツをしている人たちを見るのはつらいだろうなぁ、非現実感を起こすだろうなと思いました。

私が考えた保護室はこういうものです。外側に小さな廊下をつくって低い椅子を置き、ガラスの代わりにスリット入りのプラスティックを使う（会話のためですが、後に述べるように細いスリットでも通風はよい。そよそよという感じがよいのです。空気の質は問題にならぬほどよくなります）。看護師でも医者でも治療者はその椅子に座って患者さんと話ができる。

カーテンを廊下の外側の窓に付け、まぶしいときにはカーテンを閉めるようにしています。保護室の壁は絶対に壊されないようにするというよりは、壊されたら張り直して——一年に一回、張り直すほうがずっと安いのです——フワフワの壁にしました。院内側にはシャワーを付けて洗濯機を置きました。ドアもプラスティックにして、そこに時計を掛けて、カレンダーも吊るすようにしました。これは喜ばれましたね。

先生方、ここで何を？

……と、そんなことを見学者に得々と喋っていたら、音もなく保護室のドアが閉まってしまいました！　もちろん中からは開けられないんですね（笑）。

日曜日でした。まだ病室を使っていませんから看護師も巡回してきません。男性三人、女性一人、計四人の医者が完成して引き渡しを待つばかりの保護室の中に取り残されたわけです。時は午前一〇時。定期的な巡回は期待できない。これはちょっとした非常事態ですね。

みなさん、こういう場合、どうなさいますか。

廊下を隔てて外側にもう一つ窓があります。その外をおばさんが廃棄物などを持って通ります。

通るんだけれども、呼べど叫べど手を振れど見てくれません。「もう病棟が始まって、患者さんが入っとるわ」ぐらいにしかおばさんは思わないのでしょう。たとえ気がついたとしてもね。一時間半ぐらい、いろいろやってみたけどだめなんですね。月曜日になったら誰か来るだろうから一晩明かす覚悟をするか……といっても、問題はトイレなんですよ。女医さんがいる。お互いに嫌ですよね。

保護室のトイレは、みなさんご存じの大小兼用のものです。外からはなるべく見えないようにしてあるけれども、中にいる人間同士にはまる見えです。昔は保護室に二人入れるということがあったみたいですけど、これは違法でいまは考えられない。だからその配慮はない。

どうします？　むずかしいでしょう？　明日の朝まで待ちますか？

その女医さんは賢かったですね。ああいうときは女性のほうが胆が座ります。みんなで遊ぼうと言うんです。「森の木陰でドンジャラホイ」だったかな、「シャンシャン手拍子足拍子」という歌……「森の小人」ですね。あれを歌おうと言うんでみんなで歌いました。歌っていて一〇分ぐらい経ったとき、コンコンとドアを叩く音がして、「……先生方、ここで何をしておられるんですか」と(爆笑)。

「やあ、じつはこうこうだが、どうしてわかったんですか」と聞くと、やり残した工事に入ってきた作業員が「どうも子どもが迷い込んだらしい」と言ってきたので、こりゃいけないと駆けつけてきたということでした。

何がいちばんつらいのか

保護室に入っていちばんかなわんのは、こちらから意思を通じさせにくいということです。ナースステーションからは、廊下を経て保護室が見えるようにしています。監視カメラで部屋の内部も見えます。ただ監視されているという事実が妄想を補強する心配からか、医療者側はあまりそれを言ってないんですね。どうせ患者さんは知ってると思いますが。カメラの前でジェスチャーをすれば見えるはずですが、さて通じるかどうか。「水を飲みたい」「オナカすいた」くらいはわかるでしょうが。

どちらにせよ、中から何か伝えたいときは苦しいですね。ただ、日勤が始まったら巡回してくるのを二時間ぐらい待っていればいいということはわかるので、それを患者さんに告げておく必要があります。巡回は「三時間ごと」なり「二時間ごと」と。そして、時計がある、暦《こよみ》があるというのは、私はとても大事だと思いました。安心感が違うのです。

それから、「におい」にも気をつけてほしいですね。保護室で、緊張型で動かない人のおしめの始末をした看護者が、「オレたちはこれを触ってるんだ。どうだ、臭いだろう」といって手に付いた大便を患者さんに嗅がせた、という話を以前ある雑誌で読みました。その患者さんは、その後決してその看護者を信用することがなかったそうです（西川勝「〝信なき理解〟から〝ためらいの看護〟へ」、『精神看護』四巻五号、二〇〇一年、三七頁）。

足の裏をこすってバビンスキー反射を調べたら、ナイフで切られたと思って私を恨んでいるという有熱性緊張病の患者さんの話を以前しましたが、このようにかれらは非常に感覚が鋭敏なのです。大便を嗅がせたその行為がこころないというだけではなくて、患者さんはものすごく鋭敏だということです。音に敏感な犬がカミナリの音を怖がるように、患者さんにとっては想像以上に強いにおいなのだろうなと……。人間と思っていないと感じてもふしぎではないでしょう。

保護室のにおいをコントロールして、臭くないようにしてください。ウンコまみれだから汚くていいだろうというのは逆ですね。細いスリットを両側の窓のプラスティック・パネルに設ければ通風は十分です。ごく細くてよいのです。ただ、いきなり外気だとどうなんでしょう。廊下が外に必要な一つの理由です。

治療の水漏れ

病状が三週間以上よくならないときは、どこかに「治療の水漏れ」があるのではないかと、薬ひとつでも反省してみる必要があると思います。

これは看護も同じです。三週間経って変わらないようだったら、患者がそうなのだという前に、どこかに間違いはないかを考える必要があります。

薬についていえば、いま第一選択とされているリスパダールでもちょっと刺激性が高すぎることがあるんですよ。それに、副作用なしというのを優先順位の第一位にしているのはどうなんでしょう。多少の副作用は薬を飲んでいる実感というものを与えますので、取り返しのつかないような副作用じゃなくて、あえていえば良性の副作用というか、服薬感というのはあっていい。

　薬を飲んで楽しければ嗜癖になります。多少の不快感を忍んで薬を飲むところに、治療の重要なポイントがあると私は思います。ただ、漢方薬はだいたい合っていると、苦いなかにもかすかに甘く舌になじむようです。生薬のよさでしょう。化学薬品はそうはいかないでしょうが。

「治療の水漏れ」というのは、たとえば家族に会わせすぎている場合とか、面会の話の内容とか、当人や家族が何か大きなハンディを背負い込んでいるのに私たちに見えていない、とかです。頻繁に家族に会わせるのはマイナスであっても大局的にみてやむを得ないときはありますが、それを看護者を含めて治療者が自覚していることが大事です。患者のせいにするか、自分たちが悪いと反省するかになってしまうと、どちらにしても実りがないですから。

　入院というのは、脅かす外界からの隔離ですが、家族からの隔離という意味もあるんですよ。家族がいけないというのではありません。家族と離れたらどうなるか、です。たとえば、はじめて自分の意思が出てくるチャンスです。即日ではかならずしもありませんよ。しばらく待つことです。家族には「せっかく保護室に入られたのですから、どのようになられるかしばらくこのままにさせてください。ご報告はいつでもしますし、万一のことも最大限注意します」と申します。

保護室から出るのはいいことばかりではない

保護室によって守られているという感じをもつ患者さんは、決して少なくありません。ここまでは自分を迫害している人たちも追いかけてこないだろう、と。だから保護室からボツボツ出そうかなというときに、私はよく予告をします。

「ひょっとしたら、きみはこのまま回復していくかもしれないけれども、保護室から出るというのは、いいことばかりじゃないよ」と。

「多勢の人がいて、なかにはうるさいやつもおる。テレビも鳴っている。それでも出ていいという気持ちになれるかい？」と。自由であることに当惑する人も出てきますからね。

出たら、「ああ出られたの。よかったねえ」という顔をしてよいし、そういう言葉をかけてもいいんだけど、あらかじめこんなマイナスもあるよということを告げておいたほうがかえって「言われたほどじゃないじゃないか」とホッとするように私は思います。マイナス要因を数えておくとプラス要因のほうが際立ちますが、もちろんこれは相手によって変わるわけで、こうしなければならないということではありません。

私は「いろいろあるよ。いいの？」と聞いて、「大丈夫です」と言ったら、「ほんとうに大丈夫だね？」としつこく聞く。前にも申し上げましたが、これが私のミソなんです。戻りたくなったら戻ってもらってもよいとも言います。そのほうが戻る確率が減ります。

保護室の設備もピンからキリまで幅があるようですが、保護室にいるというのは「患者のランクで最低」「どん底」「保護室に入ったことのある人間は最低ランク」という感じがあるのですね。保護室で急性期を過ごした人の回復率はそうでない人より悪くないこと、よいことも大いにあるということを何かの折に告げておくのがよいでしょう。「せっかく入ったのだから、これを生かさにゃ」

「ここからは回復(上向き)ばかりだ」と言ってもよいでしょう。

慢性患者で出たり入ったりしている人は、一概にいえないけれども、それでも転機が訪れて別人のように回復することが現にあります。「希望を処方する」のは、忘れてはいけない大事な業務です。

「もし……だったら……だろうよ」

患者さんへの語り方としては、「もしCIAがあなたを迫害していたとしても、ここまでは追いかけてこないだろう」というような表現がいいでしょうね。「もし……ならば」というふうに「if」を使う表現のほうが、やわらかです。「もうCIAは追いかけてこないよ」と言ってもいいかもしれませんけど、患者さんの考えを育てる言い方は「if」のほうでしょう。

「もし……ならば……であろう」という言い方は面倒くさいようですが、けっきょくは時間と労力の節約になります。患者さんが「もし……ならばどうであろう」という考え方をするようになるということは、それ自体が大きな進歩なんですよ。これは薬ではつくれない達成です。そう思いませんか?

こういう、やわらかな言い方は大切だと思います。幻聴についても、「きみが幻聴というもの」というふうに言うほうがいいと思います。「ああ、きみが幻聴というものね。ああ、そう」というような感じです。そして、「もし幻の声がそう言っているのだったら、それはとてもつらいだろうね」「ぼくは経験していないからわからないけれど、でもふしぎだね」と言います。

患者さんは、ストレートな考えしかできないために病気になっている面もあるので、「こうかもしれないけど、ああかもしれない」というのはエネルギーが要るんですね。ストレートに一つのことを考えて言うだけならまだしも楽で、エネルギーが少しで済みます。

学生さんなどには『ハムレット』のホレイショの話を引き合いに出すこともあります（二五頁参照）。「わからないことがいっぱいある」というのは、じつは患者さんには新鮮な情報なんです。「みんなわかられている」と感じることは逆にいうと「すべてはわか（られ）ることができる」ということになりますからね。

2 山を下りるということ

かれらは「人間的孤独」にさらされている

さて、ここからは回復期に焦点を移していきましょう。

治りかけというのはとても大切な時期です。しかしわれわれは、患者の症状が収まったら急に気を抜きがちではないでしょうか。患者が回復期に入るか入らないうちに、医療者にはだいたい次の患者が待っているんですね。だから保護室から出てみんなのなかで生活をしはじめたときの患者さんは――このことは忘れられがちなのですが――非常にさびしい。何周か遅れて運動場を走ってるような感じですよね。ただし、そのときのさびしさというのはいわば人間的な孤独感であって、共感できます。

このときに支える。少なくとも「ひどくさびしいときがある」ということを知っているだけでずいぶん違います。このときはほんとうに孤独です。むしろ幻覚や妄想というのは、感覚をわずらわせてその孤独を覆い隠していることが多いのです。

これはなんべん言っても言い足りないぐらい重要なことですね。この時期をどう過ごすかによって、慢性化するか回復するかがかなり決まるだろうと私は思います。身体病でも、チューブが抜かれ、カテーテルもなくなり、看護師の足が遠ざかり、深夜の廊下を伝い歩きしながら便所に行き来するときのさびしさは人に語りにくいものです。回復までの長い道のりを考えて、ため息をついたりします。

回復初期には「忘れられてはならない」

この孤独は、心的外傷のケースに顕著な現象です。ラファエルというオーストラリアのトラウマ研究者が、「忘れられるときが最大の危機である」と言っています。実際に阪神・淡路大震災でも、あるいは犯罪被害、あるいは福知山線事故のような場合でも、体験を風化させるなと被害者は言います。その意味は「オレたちより先に忘れないでくれ」ということです。

要するに、回復初期は忘れられてはいけないのです。しかし、これがいかに人間の性質に逆らうことでしょう。とても努力を要します。このあいだフランスで暴動がありましたが、もう新聞に載らなくなっているでしょう。ちょっと前のパキスタンの地震だって記事になっていません。この本が読まれるときには覚えている人は一〇人に一人もいないでしょう。

われわれは嫌なことは覚えていたくないわけです。必要最小限のことで仕事をしようとするわれわれの傾向は、生理学的・生物学的には正当ですよね。だからわれわれがこの時期の重要性というものを認識すれば、それだけでも大きいことだと私は思っています。

一望のお花畑、眼下からは列車の音

みなさん、山に登られたことがあるでしょう？　八ヶ岳でもいいし六甲山でもいいんですが。じつは私たち医療者は「病気が起こるとき」を直接見ていません。私たちが立ち会うのは、病者が「病気の山」を下りるときですよね。回復というのは、登山でなく下山なのです。

最初は、岩場なんかを伝いながら下りますね。墜落の危険もあるし、荒れ果てたところで石がゴロゴロしている。ああいうときは、かえって用心しているものなんですよ。

岩場を下りたらお花畑です。はじめて下のほうが見えます。上昇気流に乗って、列車の音が聞こえてくることがありますよね。

ああいうときって、「もうこれ以上、下りたくないなぁ。ずっとここに居たいなぁ」という気になりますね。だってこれからまだまだ大変で、いろいろな苦労が待ってるんですよ。それを思うと「うんざりするなぁ……」という感じがして、お花畑で一時間や二時間は寝転んで過ごしたものです。ですけど、夜がこないうちに下りなきゃいけません。

八ヶ岳に登って、いちばん高い赤岳から下りてくるとお花畑があるんですよ。下を走っている小《こ》海《うみ》線の列車がはっきりと見えるんですね。「一気にあそこまで行けたらなぁ」と思ったりします。これが自殺に行き着くことがあるんですね。

数年前、私のがんの手術直後にも起こりかねなかったことです。ＩＣＵの窓から花盛りの六甲山が見えて、意識朦朧としたなかであそこに直行したくなりました。海外登山隊の人に聞いたら、アルプスの岩壁を登っているとき、下にいる羊の鈴の音が上昇気流に乗って聞こえてくると、そこへ一気に飛び降りたくなるそうです。

早咲きの花は霜に耐えない

保護室から出たとき、あるいは急性期を抜けたときというのは、それと同じ状態です。しかし同時に、一見正反対の状態もあります。クラウス・コンラートという私の尊敬しているドイツの先生が指摘していることですが、このときは何でもやれそうな気になる時でもあるのだそうです。「一過性の自己価値高揚」というのですが。

つまり、一時的だけれども自分の価値が上がったような気がする。でもこれは山頂からまだあまり下っていないところの「お花畑」なんです。実際になんでもできるような気がする。「すぐ就職させてくれ」「家に帰りたい」と言ったりします。

長期的に見れば、これは早咲きの花だと私は思います。霜に耐えない。そんなとき私は「きみ、まだ早いよ」というようなことは言わない。画用紙に縁《ふち》を書きまして、「これを自由に仕切ってくれ」と言います。

「縦に仕切って、横に仕切って……」と指示すれば、患者さんはできます。ところが「自由に仕切って」と言われるとできない。「自由という意味がわかりません」と言われる人がいるのです。弱々しい線を真ん中に一本途中まで引いて止まってしまう。そしてすごく疲労を感じる。たとえ線をどう引くかという程度のことであっても、決断するだけのエネルギーがまだ出ないのです。

そのうちに仕切ることができるようになりますが、それがイギリスの旗みたいな集中パターンだったら、よいほうにも悪いほうにも変わりやすい。格子だったらどちらの方向にもあまり変わらない。これに色を塗ってもらいます。初めは赤と黒、青と黄などの対照色が多いですね。だんだんとオレンジ色かレモン色などのグラデーションに移っていきます。類比色というのですかね。

繰り返しますが、とにかくものを決めるというのは、いちばんエネルギーが要るんですよ。就職先だってパートナーを決めるんだって、何だってそうです。物を捨てるのだって大変でしょう？部屋をちょっと整理したときだって、これは捨てようか捨てまいかと考えていくとものすごくくたびれます。選択というのは、人間にとっていちばんエネルギーを食うものです。ですから回復の初期にはこれができない。

弓は満々に引き絞って放つこと

私はこの自由に描いてもらった画を〝疲れメーター〟だといっています。「〝疲れメーター〟では、まだだという感じがするんだが、どうだい？」「これをやって疲れなかったかい？」と言うと、だいたい「疲れました」と言います。

ただそのとき、患者に恥をかかせるということだけは、絶対にしないようにこころがけたいですね。コンラート先生によると自己価値高揚は一週間しか続かない。この一週間に、意欲が出てきたといって退院させたり働かせても、たいてい続かないです。それで挫折感が重なってきたら、その重みで慢性患者になります。ですからここで挫折感を味わわせないことです。

弓でいえば、ギューッと引き絞って、じっと待ってから矢を放つのが社会復帰なんです。ちょっと引いてビューンと飛ばしても、そんなに飛びません。医療者は気をつけなければいけません。誰だって反対しませんからね。「おお、意欲が出てきた」と言うでしょう。ところがそうじゃない。弓は満々と引き絞ってからパッと離す。この弓の喩えを、いろんなところで思い出してください。そして、このことを患者さんにも告げてください。「いまは力をためるとき」でいい。

妄想を「語れるようになる」時期

この時期に特に医者が間違いやすいことがあります。カルテを見ると、この時期に妄想を語ることを「妄想の再燃」とよく書いてあるんですね。そうではありません。妄想を言葉にできるくらい妄想から距離ができたのです。妄想を総括して、まとめて捨てて、どこかへ行く。その準備の時期です。

妄想と一体化しているときには何も言わないですよ。妄想と一体化したら言葉にならないですよね。「過去を振り返って」というかたちでしか、言葉にならないことがいくつもあります。妄想もその一つです。振り返ってはじめて言葉になる。そういうときは、「おお、話せたね。そういうことだったの。そうだとしたら、ふしぎだね」「ふしぎですけど、そうなんです」「そう、ふしぎだねぇ」というくらいのやりとりでよいと思います。

私はがんの手術をしてから三年になりますが、「まだ去年はがんの影響があった」ということは、今年になってみないとわからないですね。一か月で退院して五千歩歩けというのがいまの身体の医学でして、そのとき私は五千歩歩けないと気力が足らんのやと思って歩いたら心房細動を起こしました。まあ治療をして治りましたけれども、異常はそこを抜け出してから振り返らないとわからないんです。「あれは、がんの影響だったなあ」というように。軽いうつなんかも、きっとそうでしょう。

ただ、妄想は病気の本体ではありません。妄想というのは、なんといっても世界の一部分の出来事にすぎません。ＣＩＡだって何だって宇宙のごく一部分にすぎません。世界が、宇宙が、全体として恐怖そのものになるのが発病の始まりにありますから、それに比べれば妄想は何ほどのこともないと言った患者さんがいます。

これは以前も強調したことですが、妄想とか幻聴というのは、たぶん外に目を向かせるための生命的な一つのトリックなんでしょうね。というのは、形のない恐怖に直面するというのはものすごく怖いですから。まったくの暗闇を歩くのは怖いでしょう？　ちょっと何か見えたら、すがりたくなるでしょう？　それと同じでしょう。

むろん、恐怖はその背後にあります。恐怖がなければＳＦと同じでしょう。私の受け持ちでない患者さんで「ＳＦみたいだった」と言った人もいますが、ほんとうかなぁ。

雨降って地固まる

ここで、患者さんの好きなことわざを三つご紹介しましょう。

まず、「溺れるものは藁をもつかむ」。

妄想というのはそういうものだろうなと思いますね。なるほど頭のなかで溺れてるだけかもしれません。しかしそれは第三者の見方です。溺れてる人に「ほんとうは泳げるやろ？」なんて言うのは、ひどい話です。現実に泳げないんですから。それに頭のなかで溺れるほうが、水のなかで溺れるよりも大変かもしれません。助け手も現れず、岸もないのですから。

それから、「雨降って地固まる」です。

よくなってきた人の気持ちなんでしょうね。私は患者さんによく言います。「病気の前に戻ればいいのではないんです。病気の前というのは、いつ病気になっても仕方のない不安定さがどこかにあったんじゃないですか？」と。みんなうなずきますね。「病気の前に戻りたい」と言った患者さんにあまり出会ったことがありません。親御さんには「たとえ見栄えがしなくても、病気の前よりも安定した状態まで治療をしなければならないところに精神科のむずかしさもあるし、やりがいもあるんです」とよく言います。前にも言いましたが、こういう科はほかにあるでしょうか？

三番目は、「出る杭は打たれる」。

そう思っている患者さんがけっこういるんだと思いますね。なぜ自分だけが狙われて危害の対象になっているのかとか、悪口を言われるとか。クラスで一番の人が統合失調症になったりしていますが、一番というのはしんどいんですよ。「一番でなくなる可能性」がいつもありますしね。がんばったら親戚からのお年玉がちょっと増える、というぐらいに思っていたらいいというのが私の考えです。

ことわざを一〇個並べて患者さんがいくつわかるかというようなテストをやっている先生に協力したときのことですが、この三つには圧倒的に○が多かったんです。たぶん、「出る杭が打たれ」てこうなって、「溺れるものは藁をもつかむ」んだけれども、けっきょく溺れてしまうの繰り返し。しかし「雨降って地固まる」という気持ちが出てくるくらいには回復してきた——ということでしょうか。私は患者さんこそ実感を表現できる人だなぁと感心しました。

当時は、統合失調症の人はことわざを理解できないといわれていましたが、そんなことはないですよ。ことわざだけでなく、いろいろな「喩《たと》え」も使い甲斐があります。三時間考えないとわからないような凝《こ》ったものは向いていませんが。

3

回復初期はからだに注目

揺り戻しがあることを念頭に置く

病気がよくなろうとすると、それを引き戻しにかかる力がはたらきます。これは別にふしぎなことではなくて、こころもからだも現状を維持しようとする力がとても大きいからです。それゆえの揺り戻しですね。ホメオスタシスというのは、そういうことです。

回復にはいろいろな段階がありますが、これをもっと細かく見ると、「大きく変化する時期」と「現状維持の時期」が交替して現れます。変化が大きいときは、よい芽と悪い芽の両方があると考えたほうがいい。つまりよくなるチャンスでもあるけれども、悪くなるチャンスでもある。

人生でもそうですね。思春期とか青年期というのは変わる力が強い。だから危ない時期でもあり、向上する時期でもあります。中年期はどちらかというと維持のほうでしょうか。更年期はまた変化の時期であって、よい芽と悪い芽とがあります。

回復に向かう変化のときには、「かならず揺り戻しがある」ということを念頭に置きながら眺めていくほうがいいでしょうね。というのは、家族でも看護師でも医者でもそして本人も、誰でもがよくなってきたと思いますから、後戻りするように見えるとみんなガッカリする。これが表情にあらわれるから患者さんは二重にガッカリします。

一気に回復する人もないではありませんが、揺れながら回復していくほうがふつうでしょう。私が経験したいちばん長いケースでは、九年ぐらいかかってゆっくり回復していきました。その人の場合は、揺り戻しがかなりはっきりしていましたね。たとえば、がんばって外へ出てみようというので図書館に行ってみると、その晩に悪夢を見たり眠れなくなる。新しいことの陰には、そういう反動があってもふしぎはないのです。

病気中心の人生にしてはいけない

このように回復期には揺り戻しがあるからこそ、「健康な生活面に注目する」ことが重要なのです。

病的な面に注目するのは、熱心な、あるいは秀才ドクターの陥りやすい罠です。私も何度かそういうところに陥ったし、まわりにもそういう人を見てきました。精神病理学者に多くのものを与えた患者の予後はよくないのです。

患者が進んで病的な内容を医者に語るとき、医者の一つの面が刺激されます。それは「よい医者である」「熱心な医者である」という本人や周囲の評価によって、また患者自身の感謝によってすら強化されます。つまり、それを止めるものはないのです。繰り返しますが、患者が医者に多くを与えた場合、その患者の長期予後はよくない。それはブランケンブルクのアンネの症例を例に出すまでもないでしょう。

私が最初にアートセラピーをしたのは、疎通性がない患者さんに対してです。自分で絵を描いてゴミ箱に捨てているのを見た私が、「あなたはこういうものなら描くの?」と聞いた。「はい」と答えるのでアートセラピーが始まり、それは私にとても多くのものを教えてくれました。患者もよくなったのです。けれども二度目のときはそれほど有効ではなかったし、そのあとこの患者は出奔して自殺しています。

すごく精密に病状を教えてくれると私はどうしてもそれをノートにしてしまうし、膝を乗り出して聴くのでしょう。患者のほうもそれに応えてくれる。しかしそういうことを中心にしますと、患者の人生はだんだん病気中心になってしまいます。病的体験中心の人生になる。

医者も、患者すらそれを正しいことだと思ってしまうし、家族だってそう思うのですね。だからこれを修正するのはとてもむずかしいことです。むずかしいですけれども、ぜひとも直さなければいけません。

「膝を乗り出して聴くべきこと」は何か

驚くべき病的体験、たとえば世界が粒々に分解するというような、まだ誰も報告していない現象を話してくれる患者がいたとします。その彼が友達と映画を観に行ったり、ベースボールをしたり、喫茶店に行ったりしたことを、私は驚くべき病的体験の話よりも膝を乗り出して興味をもって聴けるか。――じつはそれは、医学部に入ってから何十年経った人間、医者の世界で生きてきた人間にはとてもむずかしいことです。

この点は、看護師の世界はそれほどではないかもしれない。あるいは、たいていの患者は看護師が健康な面に光を当てているからこそ治るのかもしれません。医者もベースボールの話をもっと膝を乗り出して聴けるようにならないといけないのでしょうね。

医者には二手ありまして、病気が好きで医者になる、というとおかしいですが、「病理現象」に興味をもって医者になるほうがずっと多いのです。「病人」に呼ばれて医者になるほうが少ない。たとえば神谷美恵子先生などは、病人に呼ばれて医者になった人だと、たぶん本人もそう思っておられた。しかしほんとうは、病人に呼ばれてもちょっと危ないところがあるのです。病人の「病める」という形容詞のほうに重点があったら、やはりいけないのでしょう。

回復期は身体診察から

医者でもできる――と言ったらおかしいかな――健康な生活への注目は、身体診察です。私は睡眠や、夢や、その他の「生活の周期」に注目していますけれども、生活の基本線は睡眠であり、夢であり、身体症状だと思うからです。

ちなみに中国医学のすぐれたところは、それを意識しているかどうかわかりませんが、患者に食物などの「好み」を聞くことです。人生をそういう面からとらえようとするわけですね。

では、身体診察から回復期を眺めてみましょう。

私は、回復の初期に身体症状が現れるということを強調しています。その多い少ないではなく、身体症状に注目して話を聞く、耳を傾けるということ自体に意味があるのかもしれません。

まず聞くのは薬のことです。副作用を含めて、飲み心地も聞いておきましょう。

そして睡眠。回復期にもときどき睡眠障害が出ます。睡眠の段階についてまたあとからくわしくお話ししますが（一五三頁参照）、最初は《寝られない》。それから《寝てもすぐ覚める》《眠っても寝た気がしない》《いくら寝ても寝たりない》です。そして、目覚め心地の切れがよくなってくると、正常な睡眠に近づきます。

からだは揺れる――突変性ということ

回復初期には多種多様な身体症状が出ますが、「突然現れて突然消える」のが一つの特徴です。そして、集中的に現れる。ある日下痢が始まったと思ったら、一日五回とか七回ぐらいトイレに行って、突然止まります。こういう特徴があります。突変性ですね。何十日も続いた微熱がある日突然下がったりします。何かと交替して現れることもあります。

この突然変化性というのは、ひょっとしたら統合失調症に顕著なのかもしれませんが……かならずしもそうとは言えないかな。

うつ病の気分変化も、五分ぐらいのあいだに始まることがあります。一晩寝ているあいだに、つまり朝起きたらうつになっていることがある。躁になっていることもある。私自身も、友人のお子さんにドイツ語の発音を教えている最中に、フッと生きている日々が空しくなったことがありました。「あ、こういうふうに気分が変わるんだな」と思いましたね。

統合失調症の患者さんの場合には、この突変性自体が患者さんを驚かすことがあるのです。八歳で発病したある方は、小学校の高学年でこんな経験をしています。担任の先生が「教科書をよく見ろ」と言った。彼は教科書をあらん限りの力で見つめて、顔を上げた。そしたら世界が全部変わっていた、と。

この突変性は、ふだんでもいたるところで顔を出しているのでしょう。ただ、人生にはこういうふうに突風が吹くときがあるけれど、根本から揺るがないということでとにかく済んでいるのかもしれません。だいたい思春期のときには離人症とか、人の気配がするとか、火の玉を見たとか、けっこう怪異現象に出くわしていても、九割九分の人はその後は格別のこともなく成長していると思います。

血圧、眼圧、下痢、月経

さて、回復期の初期に血圧をみていますと、突然上がって、何日か何十日か後に突然下がります。脈拍などもかなり不安定になります。パルスオキシメーターでは、脈拍が次々と数字に出ますね。ずっと面接していると、一〜二秒で一一〇から七〇ぐらいに変化したりすることがあります。

それから眼圧。私が見つけたある例では、外来で「きょうのあなたの目は片一方大きいね」と言ってハッと気づきました。眼圧が高くなると瞳孔が大きくなります。眼科に送ったら緑内障だったということがありました。回復期には眼圧まで不安定になることがあるんですね。

いちばん多いのは下痢です。これも突然始まって突然終わる。パーキンソン症状なども出やすい。抗精神病薬がからだのなかで、いわば〝余って〟くるのかもしれません。あわてずにちゃんと身体診察をして、そして薬はむしろ減量ですね。少し遅れ気味の減量かな。何日に一回、夕方抜いてみるのも一案でしょう。こういう慎重さはむしろ患者や家族に評価してもらえます。

女性の患者さんがいちばん心配されるのは無月経です。これは「かならず治る」と言い、「身体が協力を始めて、出血はいまはムダだと判断しているのだろうね」と申してきました。実際、重症の人の月経は正常なことが多いのです。再開すれば、しだいに周期が整ってきます。数年かかることもありますが。

もちろん、凝固しない月経血であることは確かめてもらいます（子宮筋腫やがんさえありえますから）。また周期はきちんと確認しておく必要があります。こういう問診は不安を下げます。抗不安薬は不安のレベルは下げるでしょうが、不安の内容はそのままなので、不安への繊細な感情が減ります。

身体症状に対する精神療法は、まずていねいな身体診察です。診察せずに内科の薬を出したり、抗精神病薬を増量しては実りがないです［★1］。せっかくのチャンスなのにもったいない。ていねいに身体診察をして大事に至っていなかったら、私はかならず言います。「ひょっとすると、これはこれからよくなっていく前ぶれかもしれないな、私の経験ではね」と（「ナカイがそう言っている。一〇〇パーセント信用できるかどうかわからないけど、そう思っていてもソンはないかも」と言ってくださってもけっこうです）。

不安の心配より便秘の心配

看護師のみなさんは摘便をなさるでしょう？　私はインターンをやってますから経験があります。

いまの研修医は医師資格をもってから研修医をやりますが、私たちのころはインターンつまり研修を終えてから医師資格をとりました。ですから病院のなかでは最低ランクであって、「実験動物の下」とか言われていて、とにかくなんでもやったのです。

私はわりと摘便はうまかったです。ビール瓶ぐらいの便を出したときには、さすがに看護師さんが感心してくれました。ビール瓶といっても小瓶ですな（笑）。

患者さんもそれは喜んでくれますね。急性期の患者さんはだいたい便秘と思っていいです。

［★1］　長嶺敬彦著『抗精神病薬の「身体副作用」がわかる』（医学書院）は、必要不可欠な知識が簡にして要を得た書き方で記されています。精神科の患者さんは「心の病い」と「社会的な病い」と「薬による病い」とを病んでいるのだと書かれていますが、まったくその通りです。

最近、ある患者さんのお母さんから、「うちの娘は先生をとても信用していました」と言われました。その方は他の病院に通っていたのだけれど、誰も便秘に気がつかなかった。よほど大変なので、その方は娘さんの摘便をしていたみたいです。ところが私はだいたい急性期の患者は便秘していると思っていますから、最初に「あなたはどう?」と聞いて、大黄末を出したのです。それで信用してくれたんですね。便に注目したから信用してくれたのであって、「あなたは不安でしょう」とか言ったって信用してくれなかったでしょう。

端的にからだの障害を見つける。これは大切なことです。しかし便秘はからだの症状だけかというと、そうではないですね。大腸が緊張のあまり便を締めつけているからウサギの糞みたいなコロコロした便になるのかもしれません。緊張がほどけてくると、そのコロコロが集まって一本のバナナになったような便になります(ただし薬物の作用による便秘はむしろ大腸の弛緩によるもので、これは危ないです)。

私は刺激性の大黄を使います。これは「ラバブ rhubab といって、ロシア料理には食材に使うんだよ。連中は肉食で便秘するからでしょう。それにロシアはすごく寒いからうんと速く済まさなきゃならないんだって」と言うと患者さんの顔がほどけます。

からだに症状が出ることの意味

便の話が長くなりましたが、回復初期には発熱も多いですね。風邪様症候群です。

それから発疹です。円形脱毛症も意外に多い。回復途上の統合失調症の円形脱毛症は二〜三か月で治ります（円形脱毛症は何年も治らないと皮膚科の医者は言い、そんなに早く治るとは信じられないと言います）。円形脱毛症は女性だけだという人もいましたけれども、そうではありません。女性のほうが髪の毛に注目するということでしょう。例外として円形脱毛症が数年続いたケースを私は三例経験していますが、みんな男性でした。その場合は他の状態も不安定で、回復初期で足踏みしていると考えてよいかと思います。「崖の途中で木にひっかかってしまったかな」と述べました。「だから落ち切っていないのだとぼくは思うよ」とも。

急性期が終わりに近づくと、「回復の初期にはすごくからだが動揺する」と私はよく患者さんに予言しました［★2］。予言するということは、からだに注目してもらうということでもあります。この注目自体に意味があるかもしれないのです。「心気的になった」と片づけてはもったいないと思います。

いまはどうかわかりませんが、むかしの慢性患者さんは、冬に保護室に入って裸になっていてもぜんぜん風邪をひきませんでした。まるでストレスを頭だけで受け止めているかのようでしたね。からだの症状が出てくるということは、おそらくストレスを全身で受け止めることにつながるのでしょう。

［★2］　以前は「自動車にエンジンをかけるとブルブルッと揺れるでしょう、あれと同じで始まりはゴタゴタするのですね」と言っていましたが、自動車の喩えはもう通用しませんね。スイッチを入れた直後の電圧は予測不能なほど揺れるそうですが、これは喩えに使えないな。

看護日誌が役に立つ

といっても、私は身体症状を毎回みていたわけではありません。かなり看護日誌に頼っているのです。

これは医者と看護師との違いの一つなのですが、看護師には最低限の「公平性」がありますね。ある患者をみてある患者をみないということはない。最低限何かをみていて、身体的な訴えは記録します。医者にはそういう公平性はかならずしも期待されておらず、「問題の患者」だけを集中的にみるのです。だから医者の記録はあまりはっきりと経過を描き出しません。非常に大変な場合は、それはそれで「記録どころではない」のです。だから要約しか書いていない。何もないときはまったく何も書いていないか、「前回と同じ」などというハンコが押してあったりする。

これは役割の違いでもあるのですけれども、過去を知るには医者の記録は看護日誌に及ぶものではないですね。熱型表なども非常に参考になります。私はじつは看護日誌によってからだの異状の手がかりを見つけていったことがたくさんあります。

それと、勤めた病院の義務であった消灯時間前の全棟回診ですね。「眠れそうにない人」「便秘の人」「オナカがもたれている人」などを聞いてまわります（「御用聞き」と称していました）。「用意しとくからそのうち詰所に取りに行ってね」と言って回るのですが、皆が皆、取りにくるわけではありません。「与えて効かざるを下薬とし、与えて効くを中薬とし、与えずして効くを上薬とす」の一例です（この妙な漢文は私製です）。これは患者にも看護師にも医者にも楽でしたね。

4　下山のエネルギーを補給する

緊張がゆるむと痛みを感じはじめる

患者さんのよくなり方はいろいろですけれども、だいたい一度元気になって、それからどっと疲れが出てきます。本人にも家族にも「あれだけ大仕事をしたのだから疲れが出ないほうがおかしいです。疲れが出るほうがだいたい後がよろしい」と申してきました。疲れをマイナスととるような風潮が世にありますからね。

疲れには「やわらかい疲れ」と「かたい疲れ」の二種類があって、やわらかい疲れは、じつはリラックスしてきたけれど、それをいい感じだと受け取れない。つまりかれらは、これまであまりリラックスしたことがなかったか、からだが覚えていないほど緊張していたのでしょう。だからリラックスした状態を快いと感じられない。だから「どちらですか」とたずねて説明します。じつに九割以上が「やわらかい疲れ」なのですよ。

統合失調症だけではなく、たえず緊張状態、つまり交感神経系の活動性が高い状態にある人は痛みをあまり感じません。私も現役の精神科医のときは自分で自分に注射しても痛いとあまり思わなかったですね。第一線から退いてから、がんワクチンの自己注射はけっこう痛いことを味わいました。緊張しているときは、あまり痛みはないんでしょう。スポーツでも、やっている最中にケガしたときは痛くないでしょう。だから「かたい疲れ」は認知しにくいのかもしれません。

みなさんのところの患者さんはお風呂でリラックスしますか。緊張が続いている人は、患者であろうとなかろうと風呂が嫌いな人がけっこう多いです。いちばん典型的なのは、病人とはいえないけれども他ならぬ昭和天皇です。風邪をひいて二週間風呂に入らなくていいと言われたときはとても喜んだそうです。戦争前から戦争中にかけてですから、たいへんな持続的緊張状態にあったのでしょう。独り言もひどかったそうです。戦前ですとこんなことを言ったら大変ですが、さすがにいまはそんなことはないでしょう。

そして、だんだん痛みなどがわかってくるとからだも動き出します。そこで下痢をする、一時は無月経もあるという話は先ほどしましたね。

暴れるのはエネルギーがないから

私は以前、病気からの回復を「下山」に喩《たと》えました。もし病気の最中のほうがエネルギーが高くて、そのあと疲れるからエネルギーがだんだん減ってくるのだと思われたとしたら、それは間違いです。逆なのです。山を下りるというのは山登りよりもエネルギーが必要なのです。そして登ったときの疲労は残っているし、目的を果たした、あるいは果たしそこなったという目的喪失感がある。山岳事故は下山のほうが圧倒的に多いのです。

毛が抜ける、円形脱毛症が起こるのは回復ストレスによるといいましょうか。つまり回復にはエネルギーが要る。治るというのはエネルギーが要る過程なのです。特に回復の初期はストレスフルで、心身のエネルギーを消耗するときかもしれません。

エネルギーの余裕がないというかな。ときには、ずいぶん回復していても、あるいはそもそも軽い人でも境界側の人でも、ひどく疲労を訴える人がいます。タクシー会社が全車を出勤させようと予備車まで出勤させたら、会社が車を何台持っていても車庫は空《から》になっていて、「車がない」ということになるでしょう。エネルギーがないというのは、ほんとうにないという場合と、このような場合の二つがあるのです。

外来患者の一日を時間単位で一種のグラフにして一週間ずつまとめるようにしたのは神戸の宮崎隆吉先生です。治りにくい人には二週間に一回、不眠の日があるというのは彼の発見です。しかし、この不眠は面接の前夜が多いことも明らかになりました。医者に何を聞かれるか何を話そうかと考えて眠れないのだと聞いて、私は「話のおみやげを持たずに手ぶらでいらっしゃい」ということにしました。

回復にはいろいろな段階があります。山の頂上は精神運動性興奮状態。コントロールができない状態です。しょっちゅう興奮したり暴れている患者さんがいないわけではない。次が幻覚・妄想状態。その次に心身症。いま言った脱毛症だとか下痢や便秘を繰り返している患者さんです。そしていちばん麓《ふもと》には、回復初期で非常に疲れている患者さんたちがいる。

じつはいちばん上の精神運動性興奮の時期が、エネルギーがもっとも低い時期じゃないかと私は思います。まとまった行動ができなくて、ただ興奮するというのは、まとめるエネルギーがないというか要らないということです。自分の〝知情意〟をまとめていく回復途中のほうが大きなエネルギーが必要なんですね。それに比べれば、そのへんの物を壊すようなエネルギーはたいしたことないと思いませんか。

「抑える」のではなく「補う」

考えてみたら、この回復の四つの段階は、慢性患者のリストでもありますね。まず、興奮ばかりしている患者さん。昏迷もありますね。無反応でじっとしている人たちです。次に幻覚・妄想とどこかでつながっているような言葉や動作をずっと繰り返している患者さん。そして、それほどでなくても、あそこが悪い、ここが悪いと言う患者さん。あるいは実際に毛が抜けたり下痢したり便秘したりしている患者さん。最後に、特になんともなさそうなのに「オレ、しんどいねん」といつも言っている患者さん。

慢性の統合失調症は、本を読んでもいろいろなことが書いてあってわかりにくいでしょう。いろいろな段階があるからです。「興奮型の患者」なのではなく、興奮しかできない。その次のエネルギーがないのです。回復過程のどこか中途で引っかかって足踏みしている人と考えたほうがわかりやすいと思います。

興奮している人を見て、「この人、タチが悪いな」と思うより、「こうするエネルギーしかないんやな。どうしたらエネルギーが出るんやろう？」と考えるほうが、本人も楽です。じつは、快感のないときには人間の行動は弾みが出てきません。慢性状態はこの弾み、ゆらぎが乏しい。そこから弾みが出てきて、だんだん元気になっていくというのが回復の過程なのです。

エネルギーを補うということを考えるのは中国の伝統医学ですね。西洋医学は悪いところをやっつけようとしますが、中国医学は地盤のかさ上げも視野に入れようという発想です。ときには強すぎる反応を抑えるという方法もとりますが、これもちゃんと地盤を整えるためだという考え方のようです。それ以上は、この本の範囲外ですね。

「手当て」はエネルギーを供給する

回復してきてエネルギーが出てくるとからだの症状がひと通り出てきますが、そのときにきちんと「手当て」をしてあげる必要があります。

身体管理をするということは、精神的にエネルギーを与えるものだと思います。われわれは患者さんや病院に慣れていますが、患者さんにしてみたら、生まれてはじめて病院に入る人が多いでしょう。慣れないことばかりに出くわすわけで、次に何が起こるかわからない。からだをていねいにみることによって、少しはふつうの生活の連続だと思ってくれるのではないかと思うのです。

家庭でも、「お母さん、きょう下痢してね」と子どもから言われたとき、「ビオフェルミンでも飲んどき」と言うか、「どれどれ」とお腹をさわってくれたり顔色を見てくれるかで、親子関係はずいぶん違うでしょう。精神科医も精神科の看護師も特殊な能力をもっていなくてもいいから、きちんとからだをみる。そのほうがいい関係がつくれます。それと挨拶です。これはいつも言いますが。

それから、医者はこれからどうなる確率が高いかを、希望というパセリを添えてメニューを出す。対社会的にはケースワーカーがメニューを出す。後悔より先案じのほうが多いのが統合失調症の一つの特徴といいますから、近未来の予言も大切です。遠未来の予言は一般には有害です。

あいつは握手で治している？

先ほど廊下を歩いていましたら、三〜四人ぐらいの看護師さんが中年のおばさんの患者さんを引きずって歩いていました。崩れそうになっている人です。でも私が「こんにちは」と挨拶したら、きちんと「こんにちは」と挨拶を返しましたよ。

私は退院や入院のときは患者さんの手を握ります、男性なら。女性に対しては手を挙げる。手を振る。患者さんは覚えていますね。「あいつは握手で治しているんや」という悪口を聞いたことがありますが、それで治るんだったら、けっこうなことでありまして。でもそうは簡単にいきませんわな。

これも話しましたけれども、入院のときには、私はできるだけ外来から病棟へ自分で連れていきます。師長さんに、「今度、入院を決心されましたから、よろしくお願いします」と言うと、患者さんも「よろしくお願いします」と言います。師長さんも「よろしくお願いします」と言ってくれる。男性の師長さんなどは握手する人もいます。

最初が大事ですね。そういうことが大事なのです。小さなことの積み重ねですね。だいたい家庭でも大事件が毎日あるわけではなくて、こういうことの積み重ねです。「おはようございます」と言うことから始める。患者さんは挨拶を返さないようでも、わかっているのです。返すエネルギー、決断力が出てこないだけなのでしょう。

まあ一般的に、あまり患者さんのことをむずかしく考えすぎないほうがいいと思いますよ。精神病理学を勉強するのはよいけれど、それは目ざとくあるためであって、患者がだんだんモンスターに見えてきたらいったん本を閉じて何か別のことをしたほうがよろしい。

「東京さ、行くべ」

回復の初期にはいろいろ思いついて、いろいろな提案を自分に対してするようになります。英語を勉強しようとか、ペン習字を勉強しようとか。

そのうちに一つに絞られてきますから、「三週間考えが変わらなかったら家族と一緒に話し合おう」と待つように言います。「待てたら半分治っている」わけです。待ってもらうこともケアの一つです。提案の時期に一つひとつ「即実行」していたら、注文品が到着したころにはけろりと忘れていたりして、「すぐ気が変わる」といって周囲から信用されなくなります。これは後々まで尾を引きます。

ある精神科病院のむかしの論文にありましたが、患者さんに名札をつけて、その後ろにマイクを仕掛けたんですね。患者さん同士の話を全部、盗聴していたわけです。ああいう研究はいまはできないでしょうね。せっかくだから耳に入れておきましょう。

その病院は関東平野の北にあって、東京を見下ろすような位置にありますが、そこの患者さんはだいたい三つのことを言っているそうです。

「東京さ、行くべ」。東京へ行けば何かいいことあるよ。そういう時代だったのですね。

「英語さ、やるべ」。四〇年ぐらい前ですから、英語をやるということはいろいろな意味でプラスになるし、新しいことです。

三番目は「牛乳さ、飲むべ」だった。

その論文には「かれらは無駄なことをしない」と書いてありました。いまの水中毒とはたいへんな違いですね。「牛乳さ、飲むべ」ですから実用的でいいですね。いつから変わったんでしょう。

われわれがもっと生活と身体とに注目することによって、患者が「病人性」から離脱していくことが重要だと思います。先にも申したとおり、精神病理の勉強をするのはいいけれども、そこに焦点を当てすぎると患者は病気から抜けられません。健康な側面を見て、病気は一時的なものだという感覚を患者も医療者もなんとか維持していくことが重要なのでしょう。これは、がんの患者でも同じだと私は思います。

回復の度合いは「眠り」で計る

……予定の三分の二を過ぎたところで、時間が来てしまいました。もうちょっとだけいいですか？

患者さんの回復を計るのに、大きな目安がいくつかあります。「眠りの目安」だけ話しておきましょう。これはみなさんにも、ご主人や息子さんにも当てはまると思います。いかによく回復してきたと見えても、睡眠障害があったまま治った患者さんというのを私は知りません。躁状態になっているだけです。

まず、いちばん悪いのが《寝られない》です。われわれが徹夜をしようと思っても、五時くらいになるとウトウトっとしますね。ところがほんとうに全不眠で、二日目、三日目に「自分は天才になった」「もう眠らなくてもよいからだになった」と思ったらすぐ精神科医のところに行きなさいと私は医学部の学生にかならず講義していました。

二番目が《寝てもすぐ覚める》、三番目が《眠っても寝た気がしない》、四番目が《いくら寝ても寝たりない》。

五番目からは眠りの量は確保したから、今度は質の問題で、これは二つに分かれます。一つは《眠りの質が上がる》。でも、「そういえば先月はほんとうに寝たという感じがしてませんでした」というかたちでしか現在の眠りの質の向上は表現できないですね。そしてもう一つは、《目覚め心地の質が上がる》。目覚め心地の悪さがどれだけ続くかが問題です。起きてから四〇分以内だったら普通です。二時間までなら、まあいいでしょう。

睡眠は四八時間で収支を合わせればいいんです。前の晩に眠りたりないとか、ちょっと無理をしたというときには、翌日うまいこと手を抜いて早く寝る。「四八時間で収支を合わせていたら、再発しないよ」と、私は患者さんによく言います。

眠りは「七人の小人」

この尺度のなかに、《眠りにくい》というのがないのをふしぎに思われた方がおられるかもしれません。私は、「なかなか眠れません」と患者さんが言ったら、「眠れたらしめたものだよ」とかならず言い換えます。そういうふうにポジティブに考えるんですが、じつはこれは程度がいちばん軽いんです。

睡眠について話し出したらいくらでも続くのですが［★3］、『看護のための精神医学』（医学書院）にもたくさん載せましたので、きょうはこの程度にしましょう。

睡眠というのは、患者さんの回復のいちばんの目安になります。なぜならば、睡眠こそが昼間に乱れたものを夜整えてくれる。グリムの童話でいえば「七人の小人」です。夜中のうちに掃除をしておいてくれる小人たちが睡眠である、ということです。

睡眠によって回復の程度を計ることを続けていると、だんだん患者さん自身に計ってもらうことができるようになります。そうすると外来での治療が安定します。

それはいっときである

最後の二分で言っておきますが、回復は決して順調な一本道ではありません。繰り返しますが、揺り戻しが何度かあります。

そのときはいちいち大騒ぎしないで、「おお、これは揺り戻しだ。しばらく様子を見よう」と言ってよい場合が多い。うろたえる必要はないことが多いのです。睡眠を確保し、クロキサゾラムで悪夢を消して時を待つことです。

患者さんにはかならず、「これはいっときである」と言います。この「いっときである」というのは、私はどんなときでも患者さんによく言います。幻覚・妄想のさなかでも、「それはいっときだよ」と言います。

すべては過ぎ去るんです。別にそれは哲学的な意味じゃなくて、グラフに描いてみればわかるように、病的体験の時期は医者の頭のなかにあるよりはるかに短いです。

われわれは接する回数が多いから長く感じますけれども、実際にグラフに描いてみたら、そうでないときのほうがずっと多いのです。すべては一時だといっていいと思います。

……じゃあ、きょうはこれで終わります。長くなって済みませんでした。よく聴いてくださいました。

［★3］　この原稿を書いてから、睡眠について工夫したことが二つあります。いま、日本の東北部と雪国では、三〇〇〇ルクスくらいの光を朝早く見つめさせて季節うつ病を治療しているそうです。私と文通している北国の人はどちらかといえば統合失調症的らしいのに（会わずに診断できませんが）、この光治療をやっておられます。しかし、これは強制覚醒です。

私は発想を逆転させて「江戸時間」方式を試みました。江戸時代は日没から日の出までを六刻、日の出から日没までも六刻に分けていました。だから冬の夜の一刻は長く、夏の昼一刻も長いのです。江戸時代の和時計のすごさは、この複雑な時刻制を再現しようとしたことです。

これを実行してまだ数が少ないので何ともいえませんが、少なくとも、うつ気分のなかのイヤーな成分――これは統合失調症にも通じるものではないかと思っていますが――が少なくなったようです。では、いつも江戸時間で暮らさねばならないかというと、木枯らしが吹きはじめてから春一番まででよいのではないでしょうか。

江戸時代は、一日が日没から始まったそうです。とすると、うつの人の眠り入りは問題のないことが多いので、夜中に目がさめても、もうかなり眠りはかせいだと思うことになるでしょう。

次に、眠り入るのはよいとして早く目覚めてしまうことへの対策はどうでしょうか。

私は阪神・淡路大震災後一年くらいたって、午前五時台に目覚めている自分に気づきました。三年後、地震が発生した五時四六分までにかならず目を覚ます猫をみました。私も五時四六分までに目覚めている自分に気づきました。そのころ、時間の体内時計があるだけでなく、時刻の体内時計もあることが発見されました。それから全身の細胞に、中心の時計よりも少し粗雑ですが体内時計があるのもわかりました。つまり、脳だけでなく全身の全細胞が目覚めたり眠ったりしているのです。

ゴルフをする人はふだんお寝坊でも午前四時起きとなるとちゃんと四時に目覚めると聞きます。でも、一般に「何時までに起きねばならない」ばかりです。そこで私は「午前七時まで眠っていていいよ」と自分にこころのなかで言い聞かせて眠りました。すると、一二年間破れなかった五時四六分の壁が破れたのです。言い聞かせ忘れて眠ってしまったときは五時半に目覚めてしまいます。

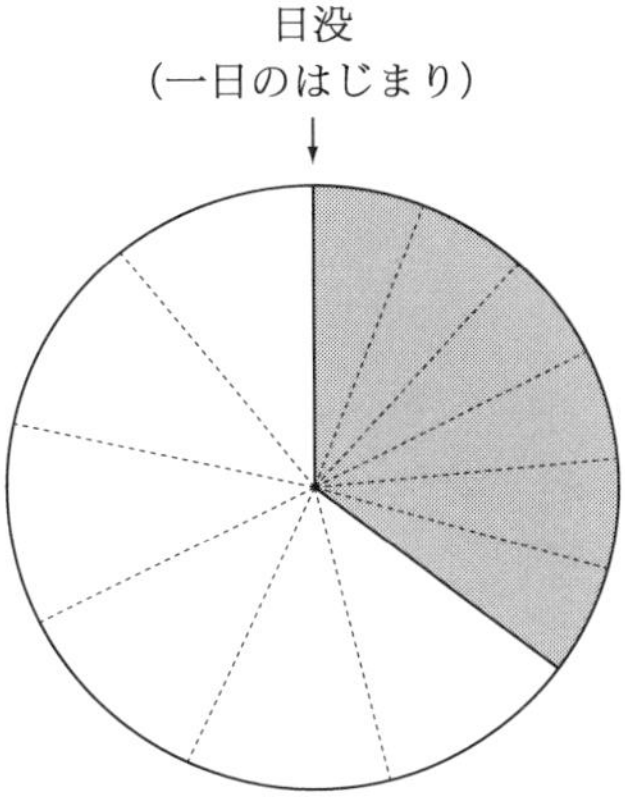

江戸時間の「夏」

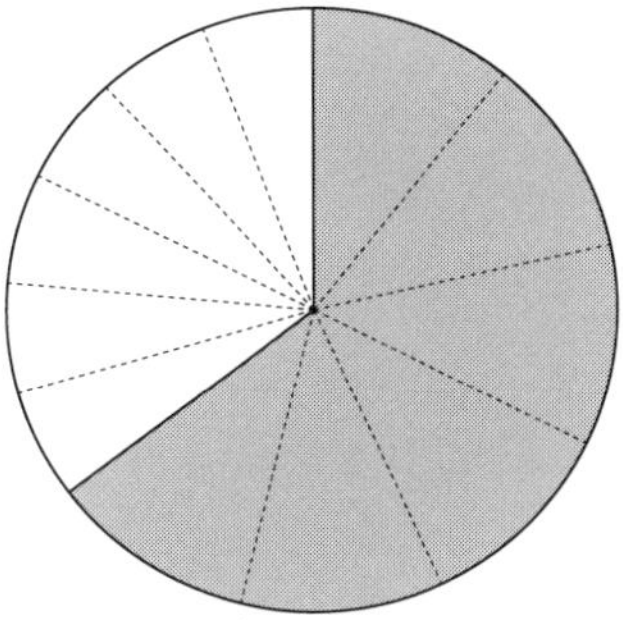

江戸時間の「冬」

5 回復とは、治療とは……

1

回復期は疲れる

急性期の疲れはどこに行くのか

前回は、回復初期は「からだ」に注目しなければいけないという話をしました。その続きで注目したいのが、患者さんの「疲れやすさ」です。

疲れやすさとはいったい何であろうかとむかしから考えてきましたが、そう単純ではありませんね。

患者さんが働いているのを見ると、リズムというかメロディというか、ちょっと働いてちょっと息を抜いてまた働くというようなものがなくて、一様にずっと働く。あるいはドーッと働いてパッと休む。でも、休んでいるようでもそのあいだも緊張は続いているんです。そして一週間ぐらい経ったら「もたない」と言ってくる。

郵便局や銀行で働いている健康な人たちを待合室でずっと見ていると、うまくフッと力を抜いたり、軽く気分転換したりしています。たとえば、お手洗いに立つついでに仲間と話をしたり、ということで気を抜いている。いまのようにコンピュータに向き合っていると仕事の様子は変わってきているのかもしれませんが、基本的に人間は力を入れたり抜いたりしていることで「もっている」

のだと思います。

このように小さな休憩をはさむとか、段取りや優先順位を工夫することで、ガラッと様相が変わるでしょう。これはリハビリのときに重要なポイントだと思いますが、でもそれだけではない。急性期の疲れはいったいどこへ行って、どういうかたちで埋め合わせがつくのか——私はかねがねそれを考えています。

患者は「忘れることができない」

その前にちょっと、急性期について復習しておきましょうか。

何年も経過している患者さんでも、急性期は意外に短いものです。一回、せいぜい二～三か月というのが多いです。医療者にとってはどうしても急性期の記憶が強いから、その人の人生のかなりの部分を占めているように思ってしまうけれども、急性期は足してみても一生のあいだでそんなに長い期間ではありません。

一方で統合失調症の患者さんは、急性期のことを非常によく覚えています。どういう体験をしたか、医療者が何をどういう調子で言ったか……、医療者のほうは忘れていることも多いのですが、かれらは克明に覚えています。私は患者さんに絵を描いてもらうことがよくあったのですが、どう変わっているかなと思って十何年後かに同じ風景画を描いてもらうと、十何年前にどんな風景画を描いたか、ご本人はかなり具体的に覚えておられましたね。一回描いてもらっただけなのですが。

治療のなかで起こることは、やわらかい粘土に押しつけた模様のように、かなりそのまま残るのでしょう。

ふつう過去の思い出は、都合のいいほうに変わります。私がむかしのカルテを読んでみても、都合のいいように記憶が変わっていることに気がつきます。「おお、こんな大変なこともあったのか」とか。統合失調症の患者さんでは、それがなかなか起こらない。だから都合よく話が変わっていくのは一種の健康性なのかもしれません。

「生まれてからいい思い出が一つもなかった」と言う方がけっこういる。実際にそうかもしれませんけれども、「都合のよいものが残る」ということが起こらないのかもしれません。というのは、それでも回復してこられると、たとえば「一人で菜の花畑を歩いていた。空が晴れていて気持ちがよかった」というような、ちょっとさびしいけれどもすっきりと澄んだ思い出が出てきますから。

嫌なものは一度で懲りる

このあいだ食物の本を読んでいたら、自分の好みの味、好きな食べ物というのは、徐々にできていくと書いてありました。最初に飛びついて「おいしいな」と思ったものはだんだん飽きてくることがけっこうあるわけです。

ところが、嫌いになるものは一回だけで刻みつけられてしまうのだそうです。たとえば玉ねぎが嫌いな人は、何度も玉ねぎを食べてだんだん嫌いになったのではなく、一回で「もう、かなわん」

「これだけはダメだ」となる。

一度で懲りる、一度でたまらないと思うというのは、たぶん、そうである必要があるのでしょう。食べ物のなかにはその人の体質に合わないもの、あるいは毒があります。そういうものは一回で懲りることが大事なのです。

このような非対称性は、体験一般にもいえるのではないかという気がします。たとえば地震は何度も経験してだんだん怖くなるというものではない。むしろ一回でうんざりというような、忘れられない記憶を残してしまう。おそらく、精神のバランスが崩れるという体験も同じ力があると思うのです。

この、好きになるのと嫌いになるのとの「違い方」は大切だと思います。一目惚れもいい場合があると思うけれど、だんだん好きになって「振り返ればきみがいた」というほうが安全で永続きする確率が高いかな。嫌になるほうはたいてい突然嫌になるらしくて、だから修復に根気がいるのでしょう、患者さんとの関係でも。発病は一回だけでも忘れられないのに、回復をマスターするには回復を繰り返し体験していく必要がある人がいるのでしょう。

筋肉の微粒子までが疲れている感じ

さて、このような急性期が終わった後の一週間ぐらい、ほんとうに治ったような気がする、元気になって表情もキラキラして病気の体験をうまく言葉に話す時期がある、といわれています。コンラートの「一過性の自己価値高揚」の話はしましたよね。

そのあとの消耗の時期はしばしば抑うつの時期と受け取られて、「精神病状態後の抑うつ」という名前が付けられています。ただ私は、気分の抑うつだけではなくて、ほんとうに疲れやすいのだろうと思います。急性期のときには筋肉崩壊を示すCPKという酵素が多かれ少なかれ上昇することがわかっています。その後の疲れのときも、生理学的に何か起こっているのではないでしょうか。研究してくれる人はいないでしょうかね。身体全体に起こることの研究って、太平洋にボートで乗り出すみたいで大変な覚悟がいるのかな。

それはさておき、雨の降る前のじとーっとしたような、筋肉そのものがその一つひとつの微粒子まで疲れているような疲れではないでしょうか。うまく表現できませんが。肩こりもありますけれども、それだけでは全然ないですね。むかしの温泉療法って、これの治療だったのかもしれません[★1]。

「疲れの水深」を測ってみる

「疲れの程度」というのはなかなか測ることができないのですが、ずっと見ているとこんな感じでしょうか。とにかく初期は何をやろうがやるまいが疲れている。やがて疲れが浅くなると、ストレスが加わったり余分な仕事をしたときに疲れて、そうでないときにはそれほど疲れないというふうに、日々の行動によって疲れの度合いが決まってくる。

水深が深いときは、底に何があってもあまり変わらないのです。全体を水が覆っていますから
ね。「とにかく疲れている時期」はこういう状態なのだと思います。やがて水深が浅くなってくると、石の上を越える渓流のように底の状態によって表面に変化が出てくるわけです。これは回復のしるしですから、「日によって疲れ方が違う」と患者さんが言ったら、そう告げることです。

そんなときは寝ていたらどうか、体を休めていたらどうかというのは誰でも考えつくことですが、無理やり寝かせたらいいというものではないでしょう。

実際にむかしは、昼間、精神病院の畳敷きの部屋で布団をかぶって寝ている方が多かったのです。そういうところをのぞいてみると、患者さんはカチカチに緊張して布団の中にこもっておられる。布団は一種の鎧《よろい》というか、殼《から》というか、……あれではリラックスしたとはいえない。休息には

［★1］　漢方もよい場合があるけれども、「証《しょう》」をみなければなりません。ちょっとなめてもらって、苦いなかにもかすかに甘みがあるのはだいたい合っている。「舌が逆毛立つようで飲めたものではない」というのは合わない——というのを一つの判定法として私はやっていました。これは生薬ならではの特性でしょうね。第一、こうすると納得して飲んでもらえる。そのためのぶんを手元に用意しなければならないですが。

マッサージは弱く、そして遠い所から、と助言したことがあります。一一四頁［★5］でも述べましたが、ふつうのマッサージ師は、お客が速効を求めますから、強くなりがちだと思います。頭から遠い所という意味で私は足底を使いましたが、フットケアなどどうでしょうか。短時間やってみて、からだが温かくなり、うとうとと眠くなるのならよいかもしれません。

なっていないですね。だからといって布団を剥いだらいいかというと、それほど単純なものでもないだろう。

　みなさんは、どうしたらいいと思われますか。私が考えるポイントを次にいくつか挙げてみます。

2

疲れている患者さんに何を言うか

焦りの塊になっている

患者さんは自分の状態をどうとらえているのだろうか。これがポイントです。

患者さんに聞いてみると、「焦りの塊《かたまり》」であるという表現をされます。ただ、何に焦っているかは、はっきりしない。他の外来に通っておられた方で、私が転勤で東京を去るときに訪ねてきて「私は悲しみを以て焦りの塊となって生きていきます」と宣言された方もいました。私の転勤に対して悲しみと怒りとがあったのでしょうね。

また「ゆとりがない」という表現は、単純ですけれども、わりと通じますね。ただ、「ゆとりというものを生まれてから一度も感じたことがありません」という方がときどきおられました。そういうときは、「それが生まれてきたら、『ああ、これだな』とわかるよ」と言うしかなかったですね。

この「焦り」のなかにも筋肉感覚が混ざっているかもしれません。みなさんでも焦っているときには独特の筋肉感覚があるでしょう。「ゆとり」と「焦り」は筋肉的感覚ですね。中胚葉的かな。

〝かたい〟しんどさか、〝やわらかい〟しんどさか

第二のポイントは、前回もお伝えしたとおりですが、患者さんのしんどさを二つに分けることです。「オレ、しんどいねん」という表現をする人がいますよね。けっこう多いだろうと思います。このときに私はかならず「それは〝かたい〟しんどさですか？〝やわらかい〟しんどさですか？」と聞きます。この二つはまったく別です。「緊張を感じるか」、それとも「筋肉はゆるんでいるけれど、それを感じないか」ということですね。

かたいしんどさとは緊張です。緊張がほぐれない［★2］。では、やわらかいしんどさは何でしょう。これはどうもリラックスした状態のようです。ただ、リラックスする体験をしていない、あるいはむかしからあまりしていない、いや、ずっと緊張してきたという人の場合には、リラックスした状態をいい状態であるとは感じられないみたいです。これはアンヘドニアといわれているものです。ヘドニアは「快楽」の意味ですから、楽しいと感じられない、リラックスしても体がやわらかくなってフニャッとしているだけだということです。力尽きて何もする気もしないという感覚として意識に上っているということです。

患者さんが「やわらかいしんどさだ」と言ったら、いや、それはリラックスというものだと相手の訴えを全否定するのはどうでしょうか。「うーん、それはリラックスというものかもしれないよ」と私なら伝えます。「だけど、きみはしばらくリラックスしなれていないからな。え、ずいぶん長いこと？　だからしんどいと感じているんだね。無理ないよね。少し待ってごらん」と。

疲れは翌々日に出る

何かをしたら疲れるという場合でも、そのときに疲れを感じるというよりは、一日おいて翌々日にいちばん疲れが出るということを知っておいたほうがいいと思います。これが第三のポイントです。

埼玉県に「やどかりの里」という有名な自立のためのケアセンターがありますけれども、以前そこのパンフレットを見ていたら患者さんの座談会が載っていました。「翌々日に疲れが出るんだけど、それがわかってもらえない。あれがつらいよな」と誰かが言うと、出席している人たちがみんな賛成しているのです。私はなるほどと思いましたね。

整形外科の先生にその話をしたら、「老人がそうだ、翌々日に疲れが出る」と言っていました。

[★2]　肩こりは医療者の持病みたいなものです（あまりひどいときは江戸時代に日本でつくられた漢方処方「治打撲一方」を私は頓服（一服二・五グラム）します）。ところが患者さんは肩こりという表現をあまりしないようですがどうでしょう。脳神経のうちの感覚神経、三叉神経が皮膚外に出ているところ（大まかにいえば眼窩の上、鼻の脇、顎の下のそれぞれ両側）を押えても何も感じない人が多く、次が不快感で、気持ちよいと言う人は軽いか回復中か健康です。肩を指圧しても気持ちよいと言うでしょう。

交感神経性緊張は痛覚を低下させます。薬のなかったころ、麻酔なしで虫垂炎の手術のための開腹ができたという伝説的な言い伝えが真実だとしたら、交感神経痛性の極度の緊張か、ソ連のパブロフのお弟子さんが言っていた大脳皮質の「超限的制止」でしょう。

おそらく体がほぐれるのにそれだけかかるのでしょう。ほぐれて、少しリラックスしてから意識に上って、「ああ疲れた」となる。老人の疲れたという感覚のなかには、「少しリラックスしてきた」という感覚も混ざっているんだと思います。無理してへとへとになるまで働いた場合ももちろんあるでしょうけれど、老人はそういう非常の場合は、「いまは仕方ない」と思ってやって、あとでうんと休養に時間をかけているようです。

しかし翌々日というと、たいてい何かの仕事が控えていますね。私も七〇歳を超えましたから、翌々日の疲れを癒すとなると二日休んで三日目に一回ずつ何かをすればいいわけですが、なかなかそうはいきませんな。

ただこのことは、患者さんのレクリエーションのときなどに念頭に置いておく必要があると思います。特に長期慢性の方にはかならず。もちろん老人施設でもそうです。兵庫県の患者さんのバレーボール大会のときに終わりの挨拶で「翌々日に疲れが出ますから」と言いましたら、ざわざわとささやき合いが起こって、よく伝わったみたいです。みなさん思い当たるのでしょうね。

チクチク刺激をしないこと

最後に、これは周囲の人たちの問題です。

患者さんがしんどい、たまらないと感じて焦ってしまうのは、家でも病棟でもゴロゴロすることを許していながら、その一方で「早くあなたには働いてもらわなくてはね」「これからのことをどう考えているの」などという慢性的な刺激を与えるからでしょうか。これは緊張を、つまりかたい疲れを続けさせることになります。実際そうも言ってみたくなると周囲の方は言われるのですが、これは家族内部の関係をもっとも緊張の高い、不愉快なものにする道だと思います。

では、生涯ブラブラしていてもいいのかということですが、私は「その時期が来たらおのずとわかる」「いま見えないものも見えてくる」という意味のことを告げるようにしています。

だいたいにおいて統合失調症の患者さんは〝先案じ型〟で、将来を案じています。うつ病の人は「あのときああすればよかった」という〝後悔型〟ですが、統合失調症の人は、先へ先へと考えが行ってしまう。「ああすればよかった」というのもあることはあるでしょうが、あまり念頭にはないんです［★3］。

先案じ型であることは患者さんも自覚されていまして、「どんどん先に考えが行ってしまうのだ」と言いますね。病気の始まりのときも、あらゆる可能性を考えて思考がどんどん枝分かれしていって、とうとう自分がコントロールできないぐらいになってしまいます。つまり、「統合」が「失調」するわけです。

［★3］　統合失調症の人は「あのときに、あのことがなかったら、今のようにならず、人生はかくかくと順調に進んだのに」となりがちですが、これは後悔ではありません。「運命、偶然、自分以外の人のせいで、人生が思うようにならなかった」というかたちです（精神病理学者の木村敏先生は、哲学的にこのことを論じたことがあります）。これは深い自己認識ですね。これを「病識」と呼ぶべきではないと思います。

そんなときは平凡なことですが、「あまり先に考えても、その通りなるとは限らないものなぁ」「最悪のことがいちばん実現するとはいえないものなぁ」「七転び八起きっていうし。べつに七遍ころばなきゃいかんことないけど」と、ポツンとつぶやくくらいがいいと思います。私がやってきたのはそれぐらいのことですね。平凡な言い方ですけれども、ちょっと含みを持たせ、視野の狭さ、かたさを広げることが大事なのでしょう。

3

家族の方に知ってほしいこと

「一人で居られる場所」が絶対に必要だ

家族の方にも申し上げておきましょう。認知症でもパーキンソン病でも統合失調症でも、家の中に病人がいると緊張が生じるのは、これは自然なんです（病人がいてものほほんとしていられるというのは、よほど大物か変わった方でしょう）。けれども緊張が緊張を生むことが大いにあります。できたら一日中は一緒にいないことです。それぞれ別室にこもるときがあったほうがよいと思います。

別室に病人がこもりきりになる場合も、その前はずっと、たとえばご両親がそばにいたということはありませんか。病人のそばにずっといるというのは、熱病なんかでは大切なことでしょうけれど、それとは違うのです。繰り返しますが、「安心して一人で居られる場所」にときどきこもることは、本人にも家族にも絶対に必要です。

ご家族の方も、できるだけ「自分の時間」を多くお持ちくださいますように。老人介護の場合も、これはとても大切です。きょうだいをはじめとする家族、友人、隣人、ヘルパーさん、ボランティアも（無理のないかたちで）協力してほしいものですね。

このようにすると、ご家族も、患者さんが「安心して一人で居られる場所」が必要なことを実感してくださるでしょう。家の中の一室でよいのですが、そこを通らないと別の部屋に行けないような場所はだめです。また、いつ家族が入ってくるかとびくびくしている部屋もよくありません。そういう人のほうが自室にカギをかけたり、バリケードを築く確率が高くなるでしょう［★4］。

私は、退院が近づくと「安心して治れるかい？」と尋ねます。黙ったり、言葉を濁す人が少なくありません。患者さんは「アンテナの病い」といってよい面があり、些細なこと、ときにはホワイトノイズ（まったくの雑音）さえも拾ってしまうので、何気ないしぐさを重大視することがあってもふしぎではないのです。ですから批評はいちばん控えましょう。批評されつづけて、こころに「批評ダコ」ができている人も少なくありません。逆に、空気のように、いないかのように、でもいけないでしょうが……。

「安心して治れる」ために

一つのエピソードを述べておきましょう。内科から相談を受けました。ある女性が、ある種類のアレルギー（たとえば、ぜんそく）が治ると別のアレルギー（たとえば、じんましん）にかかって、いつまでも治らないというのです。

私はまず実家の家族を呼びました。もう知らない人が多くなったでしょうが、食糧難の時代には子どもの一人を農家に嫁がせたり養子にやって、その子を経由して米などを売ってもらうことがあちこちでありました。その女性はまさにその例でした。

夫婦仲はよいということでしたが、夫は長男でした。そして母屋《おもや》——長男夫婦の住み家——が古くなったので、建て増すという話が出てきました。それも大工さんを頼まずに八人のきょうだいで全部やるというのです。

私は、こういうときに「長男の嫁」のするべきことを知っていました。工事は八か月かかるそうです。その間、長男の嫁は、少なくとも昼ごはんとおやつ、それに合間合間のお茶を出さねばなりません。長男の嫁として正しいやり方から外れていないかという眼をたえず意識しながら——。

そのことをくわしく聞いてから、私は母親に「入院よりも、この病院はご自宅から近いから通院

[★4]　カギをかけないということがいかに信頼できる雰囲気を前提としているかを、私はささやかな経験で痛感しました。

私はたまたま田舎でのシンポジウムに出席しました。当時は宿がなく、ある宗教施設の迎賓館に泊まることになりました。ぜいたくといってよい部屋でしたが、なんとカギがかからないのです。信仰を同じくする人たちにはそれでよいのでしょう。トイレはなぜか室外にあって、行くたびに行く手の廊下にパッと電灯がともります。よく見ると近くに不寝番《ねずばん》がいて、操作しているのでした。〝高貴な身分〟の方というのはこういう環境のなかで育つのかと思いました。

病院の部屋もカギがかからないけれども、看護師や患者仲間がいますから、緊張はかなり少なくなるでしょうかね（そういえば先の迎賓館に泊まったのは私ひとりでした）。病院より家のほうがリラックスするのがふつうでしょうけれども、かならずしもそうとは限らないのです。そうなりませんように……。

なさいませんか。年末にはずいぶんよくなりますよ」と言いました。その際、娘さんをそういう理由でかなり遠い山村に送った罪悪感をかすかに刺激するつぶやきを付け加えました。

次に本人に会い、「年末までご自宅から通院したら、安心して治れるようになるでしょう」と告げました。そして夫を呼びました。善良な人でしたが、そのころは食糧難はとうに解消していて、今度は農村の嫁の来手が少ないという問題が持ち上がっていました。心配そうな夫に、私は「工事は奥さんがおられなくても大丈夫ですか？」と聞き、「(治癒は)いまのままではむずかしい、と内科では言っていましたが……」と付け加えました。夫君は「(妻がいなくても)いいですよ」と答えました。

そこで私は三者を呼んで、「内科と話し合ったのですが、ご実家が近いようだし、週一回の私のところへの通院で年明けにはずいぶんよくなられるでしょう」と、ちょっと改まったかたちで言い渡しました。

病気と治療の政治学

これが仮病でなく心身症、つまりからだが悶え叫んでいるのはおわかりと思います。医者のなかにはこれを「疾病利得」といって毛嫌いする人もありますが、「疾病利得と正面からたたかって勝ち目はない」と断言してよいと思います。

「せっかく病気をしたのだから少しはいいこともなくちゃ」と私は言い換えます。こう言い換えることによって、誰も損をしない状況に変えることができます。「疾病の政治学」があり、「治療の政治学」があります。病気自身も独自の政策（ポリシー）があるように行動します。医療者にも政治学が必要です。

統合失調症でない例をあげたのは、深刻味が少なく、わかりやすくもあるからです。よくみると皆にかわいそうと言われ、憐れまれ、やっかい扱いさえされている患者さんが、じつは家族がバラバラになることを防ぐキーパーソンの役を演じていることが少なくありません。そして当の患者さんは、そのことを重々知っていることが少なくないのです。「だから安心して治れない」と。自分が病気であるあいだは両親が離婚しないと考えて耐えている患者は決して少なくありません。

4 「依存」という切り口から

水中毒ってなんだ⁉

ここでちょっと横道にそれます。水中毒《みずちゅうどく》と、そこから依存症全般についてお話をしておきましょう。

精神科以外の医者は「水中毒って何の話だ？」と言います。つまり精神科以外には使わない病名です。あれは一九八〇年代ぐらいからだそうですね。それまではあまり問題にされたことはありませんでした。

精神科特有のホルモンの異常とか、いろいろ研究されているようですが、物事は単純に考えたほうがいいんじゃないだろうか。どうせ水中毒の人の脳の研究なんていっても水中毒になってしまってからの脳でしょう。そうなる前に、水中毒になるかどうか研究してやろうと脳を取るなんて恐ろしいことはしませんよね。

夜とタバコと水

向精神薬の働きを消す作用のあるものを三つ挙げよと言われたら……私がいま思いつくのが二つあります。第一はタバコです。

私がみていた患者さんが、あるとき卒倒しましてね。倒れたと聞いてすぐに行ってみた。ちなみに何かが起こったら、「その前にきみは何をした？」と聞きます。「どうしてこうなった？」と原因を聞いたってわかりませんからね。私たちだって、たとえばなぜ今日下痢をしているのかわかりませんから、「なんで？」というふうに理由を考えないで、「その前に何を食べたか」を考えます。

彼は「禁煙した」と言いました。ニコチンは薬の作用をうんと減らします。ときには三分の一に減らすそうです。ニコチンを急に抜いたら三倍になったのですね。病棟が禁煙になったら薬の量が減らせるでしょう。そういうメリットも患者に話すのがよいと思います。翌日から減らすのでなくて、だんだんに減らす（リバウンドを恐れますから）。何か月か何年か経つと、きっと少量の薬でよいようになっているでしょう。

向精神薬の働きを消す第二はおそらく水だろうと思います。私はこのごろはあまりしませんが、若いころは患者さんに薬の飲み心地を聞くために自分でも向精神薬を飲んでいました。サンプルが医局に転がっていたのです。一人で当直の晩に飲んだらどうなるかわかりませんから、家で飲みます。飲みすぎたと思うこと、この薬は私にはきついということがあります。レボメプロマジンなどは、私には頭よりも先に足にきました。立てなくなるのです。こういうときにどうするかというと、まず水を飲む。

ですから水中毒の人は、少なくとも最初は向精神薬とたたかう姿勢の人だろうと思います。「薬ごときに負けてたまるか」とたたかう人。……それだけではないなぁ。先ほども述べたように、ほんとうは治りたくない人もいるんです。治ったらもっとイヤなことが待っている場合です。

さて、第一にタバコを吸ってみたら向精神薬の働きが下がるから楽になる。第二に水を飲むと、少なくとも出ていきます。……あ、三番目をいま思い出しました(笑)。これはネズミの実験ですが、昼間のほうがよく効き、夜に飲ませてもあまり効かないんです。「明期と暗期」ですね。人間も、夜に薬を飲んだらそれほど効かないんじゃないでしょうか。つまり、「夜とタバコと水」ですね。

趣味のある人は見込みがある

私の時代には水中毒の患者さんはほとんどいなかったんですが、話を聞くと、水中毒になりやすいタイプがあるような気がする。どこか「投げてしまっている」ところがあるように思います。なるほど、中毒や依存症はそのラインに入ってしまうとなかなか抜けられないもので、これは水に限りません。パチンコでも賭けごとでも同じですね。

アルコール依存症の人で見込みがあるのは、「好み」のある人です。ひいきの力士がいるとか。朝青龍だ何だと言っているうちはいいです。ひいきの野球チームがある、好みの酒の銘柄がある、好みのアテ（酒の肴）があるとか、とにかくそういうものがある人は何か見込みがありますね。

ところがアルコールなら何でもいい人、酒を味わうのではなくて、とにかく酔っ払って意識がぼうっとしてくる酩酊状態にただただ突入したいという人は、残念ながらよほど何かが変わらないとだめですね。「うまく酒に見放される」といったことが大事だと思いますね。

いずれにせよ「趣味」のある人はとにかく外来でやれます。しかし統合失調症の人は、どんな趣味をもっているかわかりにくいですね。たとえば行きつけのコーヒー屋があるとか、週に一回は電車に乗って海を見に行くとか、週に一回どこそこへ行って映画をみるとか。外泊のときにかならず何かをすると決めている人はいますが、それを言わないですから。

私が病院を辞める最後のときに、患者さんから一斉に漏らされたことがありました。たぶん、働いていないくせに映画を見に行っているとか言われたくないのだろうと思います。そういうことを先取りして言わないのでしょう。家族にも言ってないですね。

いい幻聴だってある

水中毒もそうだけど、幻覚だって——本人が招いているわけではないにしても——一種の「依存症状態」とならないともいえないですよね。酒やパチンコだって自分がしたくてしているうちはまだいいのであって、「しているのか、させられているのかわからなくなる」と危ないですね。

ある精神科医がパチンコに凝ったことがありまして、何時間もやっていると、声とも声でないとも思えるものが聞こえてきたのだそうです。「ドンドンドンドンやれやれ。やってすってんてんになってしまえ」と。ギョッとしてやめたそうです。聞こえてよかったようなものです。幻聴はどこか自分につながっていますから。これが警告になったのは、本人にしっかりした部分があったからですが——。この話は使う許しを得ています。

だから幻聴が全部が悪いものではないんですよ。いい幻聴だってあります。私が東大分院にいたころ、幻聴の言うとおりに生きていって損しなかったという人がいました。彼女は病気になってからずっと家の前を掃いていたのです。あるとき牛乳配達のお兄ちゃんが通りかかったときに「あの人と結婚しなさい」という声が聞こえたのだそうです。で、結婚した。彼はダンプの運転手になりました。気のいい人で、病院の窓から見ていると、外からドーッとダンプが入ってくる。彼が彼女を連れてきているのです。……いい夫婦だったですね。幻聴は医者も選んだそうです。光栄にも私を。

5

「回復に耐える」ということ

「幻聴に耐える力」は未知の大陸？

工学部の大学院の学生さんでしたが、幻覚・妄想がだんだん強くなってきて、とうとうグジャグジャになりました。私は往診したり大学病院に入れたりもしたんだけれどもだめで、不幸なことにけっきょくは慢性病棟に移ってしまった。彼は高校のときからずっと幻聴があったのだそうですが、入院したときに「幻覚・妄想自体はいまとそんなに変わらない」と言うのです。では何が変わったんだろうねと聞いたら、「それに耐える力です」と。

そうだろうなと思いましたね。中学生時代はわりと強い人が多くて、高校一年の秋ごろから二十代にかけて弱くなる人がみられます。

少し前の専門誌に、「ある事態に対してそれを被害的にとるか」という類の質問紙調査の結果が出ていました。統合失調症の人と、世間を渡っている人の両方にやったら――どちらも青年ですが――、意外なことにあまり変わらないんです。どちらもけっこう人のせいだとか、社会のせいと考える。そういう考え方自体は違わない。となると、「その重みに耐えられるのか、耐えかねるのか」の違いが大きいわけですね。

世の中にはいろいろな人がいます。その人は幻聴を訴える患者さんなのですが、日本中を旅行して歩いているんです。幻聴はどうなんですかと聞くと、「聞きながら歩いています」と言っていました。幻聴をおもしろがって笑っている人もいるし、幻聴を聞きながらそれに耐えて農作業をしている頑丈なお百姓さんにも出会ったことがあります。そうかと思うと、最初に幻聴がちょっと聞こえただけで精神的につぶれる人もいる。ただ、こちらが弱いと決めつけてはいけません。前の回も同じかたち、同じ内容の幻聴で始まったという場合は特にそうなりますし。

幻聴への対処法として外に出す方法もありますが、逆に中に溶かし込む方法もあります。リラックスするようになると弱まりますね。自分が特別な人間でないと考えるとふしぎに静まる場合もあります。

異常現象そのものはくわしく調べられているけれど、その現象に対する「耐え方」というか「構え方」「受け止め方」のほうは、まだ未知の大陸のような気がしますね。こちらのほうが重要かもしれませんね。未知であるとは、そういうものがないということではないと思うのです。

いったい、耐えられるかどうかを何が決めているんでしょうか。おそらく一つではないのでしょう。向精神薬も、そういうものの圧力を少しは下げているのでしょうが。

回復に耐えられないこともある

逆に、病気がよくなることに耐えられない方がいます。急に治るときはものすごく危ない。私がみていた統合失調症の患者さんで自殺された方はだいたい、よくなって私の手を離れてからです。大学に行って、若い女性ともけっこう深い仲になって、就職して一年ぐらい来られなかったので、まぁなんとかやっておられるのだろうと思っていたら、あるときお母さんが来られ、「故郷へ行って親戚にひと通りあいさつして回って、それから自殺した」と。こういう〝覚悟の自殺〟があります。

別の患者さんで、四歳ぐらいのときに、おそらく二十何歳かだったお父さんが政治に憤慨して切腹自殺をなさった。彼はそのことを背負って生きてきたわけです。「よくなったから故郷の病院で薬をもらう」ということで私を離れた。そして一年経って私に会いに来られたのです。「やっと父の死んだ年齢を越しました。とても楽になりました」と言われた。「そう、それはよかったね」と明るい表情で言ったのですが、ひと月ぐらいたってからお母さんから厚い手紙がきました。開封するときにハッと直感したのですが、そのとおりでした。自殺なさっていました。

突然、治ってきたときは要注意だなとあらためて思います。それだけではありませんけれども、私の友人の患者さんの場合は、四〇歳になったとき、「ボツボツ閉店します」という遺書を残して一月一日になって亡くなっています。

急激な変化はできるだけ避けて、ゆっくりさせる。むしろ、「そんなに急によくならないように」というと妙な言い方かもしれませんが、加速度がつかないようにするということが重要なのでしょう。

自殺について

私の患者さんの自殺例は十数例あります。こころのなかのお墓です。私は、「次の患者が待っているから立ち直れるのだよ。でも最低四〇日はこたえるよ」と、患者に死なれた医師に言います。「次の患者が待っているから」は実感です。

私の勤めていた病院は多摩川べりにありました。患者がいなくなると看護師は、まず上流にむかって堤防に車を走らせます。下流は人家があって、そちらへ行く人はまず亡くならないのだそうです。

東京時代に私は、自殺のためと書き置いて失踪した友人の追跡をしたことがあります。「思い返した」という電話があって、「なんだ、人さわがせな」とぶつくさ言いながら、同僚たちは上野駅の改札で待っていました。しかし私は「本人を見るまでは安心できない」と言って土地勘のあるところを四か所聞き出して、それぞれ探索隊をつくり、それぞれに責任者を決めました。私はジュニアのほうだったけれど、そんなことかまっちゃいられません。私はいちばん可能性のあるところを引き受け、貯金を全部おろして、プロペラ機でその地の空港に向かい、鉄道が尽きた先はタクシーで海岸の宿を一つひとつ聞いてまわりました。

ついにそれらしき人を見かけたという聞き込みを得ました。延々と続く断崖がようやく終わり、道がなだらかな浜に下って別の鉄道線の終着駅がある集落が見える、その最後の断崖が死に場所でした。くわしくいえば、ユースホステルの主人がそういう人にいつも気をつけているので、呼び込んで話し込み、彼も生きる気になったところに、突然、その時代はめずらしくなかった停電が起こりました。彼はワーッと叫んでそのまま暗い道をまっすぐに断崖に走り寄り、二〇〇メートル以上の高さから身を投げました。

私は患者の自殺行の跡を辿ることがありましたが（『徴候・記憶・外傷』（みすず書房）に載せたのがあります）、ふたたび人里の見えはじめるところで身を投げたという共通性があります。また、先のケースではいったん生きようとしています。しかし、生きようとすると、私が眼に耳にした「人さわがせな」のたぐいの白い眼を覚悟しなければなりません。鉄道公安官の力を借りて彼の行動を調べると、ほんとうに行きつ戻りつしているのです。戻ろうとすると世間の壁がにわかに高く見えたに違いありません。

当時の東京は、乗りなれている鉄道が一人につき一つか二つだったので、鉄道捜索がやりやすかったのです。それでも鉄道会社によって差がありました。当時の国鉄（現ＪＲ）からは「駅数が多いですから」と相手にされず、他の私鉄も「二か所や三か所なら」と言うなかで、西武鉄道は助役が出てこられて、学生証の写真のコピーを多数求められました。列車によって全駅に配布し、それらしき人が下車していれば報告させ、すべての駅からは最寄りの所轄警察署に問い合わせると言い、ただちに実行してくれました。私は遅まきながらこの電鉄会社職員の卓越した行動に敬意を表するものです。

しかし、これは一九六〇年代の東京です。一九八〇年に赴任した神戸には並行した鉄道が三本あり、鉄道はさらにほうぼうにつながって、しかも皆が電車を下駄のように乗りまわしています。さいわい大捜索の機会はありませんでしたが、東京でできた方法では取りつくことさえできなかっただろうと思います。

亡くならなかった人もいます。患者失踪の知らせを聞いて、私はタクシーを多摩川べりに走らせました。見ると泥人形のようなものが、そのころは豚の糞で汚染されていた多摩川の中から立ち上がるではありませんか。彼です。高校生だった彼は生きて五三歳になりました。十何代か後の主治医に、私などかつての主治医の物語を語っているそうです。彼にはそれが人生だったのです。

戻るところは平凡な里……

慢性の患者さんがよくなってきた場合に、いまの自分の治療努力が実ったと思うのはちょっと待ってほしいところです。それはどうかわからない。むしろ何年も前の人の努力のぶんが多いのではないか。慢性の患者の場合は特にそうではないかと思います。

「いまごろどうしているだろう、慢性患者として沈殿しているのではないか」と思う方から、ひょこっと手紙が舞い込むことがあります。「一〇年間、ハロペリドール一錠ぐらいで生活しています」などと整った文章で書かれている。あるいは、「おかげさまでよくなって、こうしています」と書いてきた方は、かつては一つの体系となった妄想のなかに包まれてしまい、「この籠から抜けられるかどうか、はなはだ疑わしい」と私が思っていた患者さんだったりします。

私が診ていたころにはまったく変化がなかったのに、奇跡的とは言いませんが、意外な治癒、事実上の治癒に至った人もいます。私の努力なのかもしれないし、それより前に診ていた人の努力が働いているのかもしれない。あるいは、患者さんの環境が整理されて、そういうものがやっと現れるようになったのかもしれません。とにかく、一見無駄に見える、あるいは空しく見えるような努力がずっと後でみのっている可能性があります。患者さんの長期予後は、われわれがそのときに推定したほど悪くない場合がしばしばあるのです。

サリヴァンは、強迫症患者について、「こちらが話したことを半年後に自分の意見のように話してくる。それでよいのである」と言っています。では統合失調症はどうでしょうか。三〇年以上入院しつづけていた二人の男性患者に対して私が三年間アートセラピーをおこなった経験は、まったく不毛でありました。びくともしなかったわけですが、絵や粘土細工は続けました。その後三〜四年たって、そこのドクターから、私の診ていた患者は何かが変わってよくなってきた旨の連絡を受けました。強迫症が半年ならば統合失調症で入院三〇年の方々に三〜四年後に曙光がみえたのは、むしろ早いくらいではないでしょうか。長い入院の方々にはまるで古い時期からの精神医療の地層が重なってみえる方がありますが、それでも何十年後、おだやかなかかわりの、いわば「微量持続点滴」によって大きく変わってきたことをケース研究会で聞きました。匙はなかなか投げられません。

逆にさっき申し上げたように、一見いいと思ったらじつはそうではなかったということもあります。急によくなるように見えるときは危ないのです。自殺も含めてリスクが高い。変化するというのは、自動車がカーブを曲がるようなものです。スピードを落とさなければ曲がれない。だから、よくなりかけたときは煽るのではなくて、むしろブレーキをかけながら行ってもらう。治療は山に登ることでなく、加速度がつかないようにしながら、山から下りることなのです。そして戻るところは平凡な里です。山頂ではありません。回復とは平凡な里にむかって、足を一歩一歩踏みしめながら滑らないようにしながら下りていくことなのでしょう。

「われわれは性急によって出立し、怠惰によって戻らない」——たしかカフカの言葉だったかと思います。

……ここで、ちょうど時間でしょうか。

長いあいだ聞いてくださって、ありがとうございました。

付章1　インタビュー◉多少の補記を兼ねて

二〇〇七年一月　自宅書斎にて

——この講義録をあらためて読んでみると、先生ご自身の体験がかなり反映されているようですね。

それ以外ないですね（笑）。自分の体験の範囲でしかものを言っていませんから、当然その限界もあるわけです。それをお知らせする意味でも少し当時のことをお話ししましょうか。

私が精神科に入ったのは一九六六年で、場所は東大分院です。地域医療を研究する場だということで、十数ベッドしかありませんでした。精神科医の数は少なかった。常勤医は三人。看護師も四人。

私は無給医局員です。ただし、ウイルス学で学位をもっていました。〝破門〟による転向者です。私は「非」と思いませんでしたのでね。眼科を共同開業して糊口を凌いでいました。

最初は三〜四人の患者さんを受け持っていたのですが、雑談したり、ときには散歩したり、絵を描いたり粘土細工をしたりしていたんです。軽い患者さんばかりというとそうではなくて、有熱性緊張病の方も入院させたりしていましたね。

ただ看護師が四人しかいないで三交替してもらうわけですから、医者も患者によっては泊まり込みました。それと、準夜から深夜の引き継ぎまではナースステーションにいるというのが不文律みたいでした。どんな重症でも開放で治療する経験で私の経歴が始まったのは大きな幸せでした。

――東大分院の後が青木病院ですね。

二年足らずの後に、調布市にある青木病院に常勤医で行きました。週に四～五回、終日診察して週に一晩は泊まる。

当時は、統合失調症の患者が院内で多数派を占めはじめたころでしょうか。少し古い病院では第四期梅毒、つまり進行性麻痺の患者だけの病棟があって、それはちょっと顔を背けたいような悲惨な状態でしたね。

抗精神病薬を使いはじめてから十年経った時期です。はじめはクロルプロマジン二五ミリグラムを注射するだけで――後で血圧を測ったり肝機能を調べたり大変だったのですが――治る人はそれだけで治ったんじゃないでしょうか。とにかく六〇年代はちょうど急速に多数の薬が出てきた時期で、医局には抗精神病薬のサンプルが散乱していました。飲み心地を知ろうと、自分でずいぶん試したりしていましたね。うたかたのように消えていった薬もたくさんありました。

私の統合失調症治療の体験というのは、この一九六八年～七五年の青木病院で働いたことが大きいですね。名古屋に転勤してからも患者さんによく会いに行っていますから、その後患者さんがどうなったかもよく知っていましたし。

――医師は何人くらいいたのですか。

三〇〇ベッドくらいで医師が一〇人くらいでしょうか。当時としてはかなり多かったんです。しかし、医師数よりも全員が常勤医だったのがすごかったと思います。採用条件が常勤であることでしたから否応なしです。それから、不在のときに他の医師がおこなった処置には苦情を言わないこと――つまり現場にいなかった医師は存在しないのと同じというルールがありました。

看護師さんは、無資格者が多かったと思います。まあ無資格の人がいけないかというとそんなことはなくて、かなりセンスのいい人がいましたね。いつの時代でもそういう人は評価されませんが。そして、とにかく看護日誌をよく付けていました。本文でも述べましたが、これは非常に役に立ちました。この看護日誌に自分の観察を加えてグラフを書いたことによって、いわゆる寛解過程を見つけていったわけですから。東大分院と青木病院の患者さんを診ていなかったら、いまの私の考え方も、回復の筋書きを書くということもできなかったと思います。

いまといちばん違うのは、患者さんの年齢ですね。青木病院は創立五年目ということもあって患者さんがすごく若かった。二〇代前半が中心に入院して三年くらいで退院する。七年目くらいにまた退院の山があるという感じでした。

まあそれにしても、青木病院の廊下を歩いていると「魚が水のなかを泳いでいる」っていう感じをもちましたね。

――この講義録には患者さんを信頼している感じ、むしろ楽観的な、といってもいいくらいの感じがずっと流れているような気がします。

べつに患者さんを信頼しようと思って信頼したんじゃないんです。ぼくはむしろ慎重なほうだと思いますよ。それに無条件で信頼しているわけじゃない。アルコール依存症の人にも「一月禁酒したら一月の値打ち、一年だったら一年の値打ち」と言っていました。つまりそれはそれですばらしいけれど、その限りの値打ちだよ、ということですね。要するに白紙小切手は出していない。だいたい無条件の信頼なんかされたら、むこうだって怖いでしょ？

ただ「実験精神で行こう！」ということはわりと言っていましたね。「実験は失敗しない」というのがぼくの屁理屈です。何かやってみて失敗しても、できないことがわかったんだから成功なんですよ。

ぼくはよく、「勤め先を紹介されて実際に行ってみて、その会社の前でイヤーな気持ちがしたら帰っておいで」とよく言ってました。あとはなんとか引き受けると。引き受けるっていうのは、きみのメンツをこわさんように処理するからっていう意味ですがね。

ハンチ hunch という言葉がありましてね。そこはかとなき「虫の知らせ」というか、「予感」みたいなものです。「どうも今日はあいつに会いたくない」とか。悪いことだけじゃなくて、「今日は思い切ってやってみるか」とか。

そういうものに従ってごらん、とぼくは言うんです。ハンチっていうのは誰の責任でもないですからね。それがいいんじゃないかな。

――統合失調症の人はハンチに従わない人が多いんですか。

いや、そうじゃないんです。たとえば「世界が破滅しそう」というのもハンチですからね。従わないんじゃない。ハンチの方向性が悪いんですね。

それほどでないことに強くハンチを起こすと同時に、疑ってもいいことがやすやすと通ってしまうという面もある。後のほうはいわゆる症状としてはカウントされないけれど、同じくらい強いと思いますね。レーダーでいえば電波の力と方向性とが混乱している。でもそれは、なおらないものではないんですよ。「きみのアンテナはどういう状態？」と聞くと、かならずずっと通じるのです。

ですからハンチを大事にして、その方向性を調節するというのがぼくの治療の一つの眼目だったね。それを「実験精神」という言葉で言ったわけです。

だいたいかれらは、まわりの人からの批評とか目とか、そういうものによって動いてしまうんですよ。自然に「お腹すいたからさあご飯食べよう」というようになかなかいかない。栄養になるから食べなくてはいけないとか。すぐに「ねばならない」になっちゃうわけです。うつ病の患者さんなんかは特にそうですが。でもそれは、変わる条件がそろってくると変わります。

——ところで、先生のもとには患者さんからたくさん年賀状が来ますね。

いろは歌留多（二〇一頁参照）にもありますが、年賀状の関係っていうのは大切なんですよ。まあ年賀状っていうのはさびしい人のためにあるんでね。役職柄何百枚も来る人のためじゃないです。会ったことのない患者さんの手紙なども来たりするんですが、それで十何年もやりとりしている方もあります。……こんなこと言ってこれからたくさん来ても、もう書ききれんですが（笑）。

「スキゾフレニアの人の文章の特徴」なんて論文がドイツにあったりしますが、そんなもんじゃないです。患者さんからのものかどうかなんてわからないですよ。「じつはこんなところを通ってきたんです」なんて一〇年も経ってから明かす人がいましたが、文章も字もきれいですしね。

株で儲けている人もいましたね。むかしはラジオを聞きながらやっていました。人に会うのがイヤな人には向いているんですね。けっこう収入があったようでそれで食べていました。

——普通に暮らしているんですね。先生はどこかで「戦争は書けるけど平和は書けない」っておっしゃっていますよね。つまり日常的な、平凡な、当たり前のことは表現できないと。

たとえばね、回復の初期には身体のマイナーな病気がパッと出ては消えます。無月経になったり毛が抜けたり。でも回復期の後半になると、そういう非特異的な、目につく症状もなくなる。でもなーんかね、会っててもこちらの胸もふくらむ気がするんですよ。懐かしいような。

相手と別れるのはこちらにも一抹のさびしさがあるんです。会う時間なんかも短くなってきますから。女の人だとお化粧とか服装とかに気を使いはじめて、髪の毛のツヤがよくなってきたりね。顔や皮膚が潤んできたりね。それから表情がやわらかになってきます。もちろんぼくはそういうときに「揺り戻しがあるかもしれないよ」ってちょっと気をつけますけど。

……あのね、患者さん同士の情報網っていうのもすごいんですよ。私が勤めていた病院では、待合室の真ん中に大きな花が生けてあって医療者からもお互いにもあんまり顔が見えないようになっている。そこでよく患者さん同士が話し合っているんです。待合室も治療に関係しているんじゃないかなって思っているんです。そこでぼくの電話番号なんてみんなにわかっていましてね。でも統合失調症の人は余分なことで電話をかけてきません。困ったときや、必要のあるときだけです。

——かかってこないんですか?

一度教えたらどんどんかかってくるんじゃないかって思っている人が多いみたいですが、そんなことはないですね。統合失調症の人は慎ましいんじゃないかな。

妄想的な患者さんで「また関係づけしちゃったんですよ」とか言う人もいますし、「これ、妄想ですよね」とか言う人もいます。そんなことを語ってくるとき、ぼくは「なるほどねぇ。きみの言うとおりだと、きみは世界でもかなりの重要人物なんだねえ」なんて言いますよ。こういう表現は相手も聞く耳があるわけです。「いやぁ、それほどでもないです」って謙遜される人が多いです。「そのとおり」なんて言われたことはないです。言うとしても「でも、なぜかそうなんです」ですね。慎ましいんです。

そういえば名古屋時代の患者さんからいつもかかってきますけれどね。「今度の土日は休もうと思います」とかそういうことです。「いいんじゃない？」とか言うと「はい」と言って切るんです。なんか花マルをあげている先生みたいですが。

患者さんはみんなそれぞれの生活をもっていて、だから全部知らなくていいんですよ。ハワイで若い女の子とニコニコ写っている写真を送ってきてくれたりね。いろいろあります。……なんか大事にしてくれているんと違うかな、私のほうを。

――患者さんが。

うん。そういう感じがどこかありますね。

患者さん自身、医者を選んでいると思いますよ。だから、私の初診であってその後こられない方も当然いらっしゃいます。それはシュルテが書いていますね。「いつの間にか自分に合った患者さんに囲まれていくから、それでうぬぼれちゃいけない」と。そのとおりだと思います。

私がこれから精神病院に勤めて、ランダムに患者さんを割り当てられてもできるかと言われたら、それはわからんですね。時代も違うでしょうからね。ただね、この本に書いたような経験が生まれてきたときには、私ももっとラフだったですね。デリケートさが足りなかったと思いますよ。いまは年取ってきて……。

こんなこと言うでしょ？「若いときは病気はわかるけど病人はわからない。中年くらいになってくると病人がわかってくる。年を取ってくると、病気も病人もわからないけど、なぜか患者さんはよくなる」って。まあそれくらいのことは私も言えるかもしれないですけどね。

付章2　精神保健いろは歌留多

これは、一九九二年の初夏に、小学生だった次女と垂水漁港を散策しながらつくったもので、もちろん軽い気持ちのものであり、軽く受け取ってください。

い

一日は一日の値打ち 一年は一年の値打ち

アルコールなどを一日やめたらその一日の値打ちがあるだけで、「やめたぞ」と威張るほどじゃない。勤めなどでもそうなんですよ。仕事を始めても「おれはやれたぞ」とか威張るんじゃなくて「一日やれた」ということでそれ以上ではない。しかし、それだけの値打ちはあります。

ろ

論より実感

ほかの患者さんが言っていることは、ナンセンスかそうでないかがわかる。でも自分のことになると「だってそうなんですもん」「実感しちゃうんだからしょうがないじゃないですか」とみんな言うんですね。

は

母とはさみは 使いよう

「そりゃそうですよね（笑）」でいいんじゃない？ こういうのは。「母」の代わりに「夫」でも何でもいいですが。

に

匂い楽しむも 人生のうち

そのものの味や栄養だけじゃなくて、漂う香りとかも人生のうちである。「なんでもかぶりつきで味わわなければならない」となると窮屈でしょう。

ほ

ほめ殺さないように　ほめ殺されないように

人を無責任におだてるな、と。逆に「おだてに乗って自分を見失うな」というほどの意味ですがね。

と

飛びかう弾の下に　ユリ　キンポウゲ

いろいろと争いごともあるかもしれないけれど、伏せておれば、ああユリが咲いている、キンポウゲも咲いている、ということですね。

へ

屁とも思わぬ相手が危ない

思わぬ「吸い込み穴」のようなものが人間のエネルギーを奪っていくということです。たとえば期限がないものとか、目標がはっきりしないものは、大したことないと思っていてもいちばん精力を削ぐものです。

ち

ちりも積もれば　ある日爆発

些細なうっぷんや不満でも、自分でも意外に思うような爆発を起こしたりするから気をつけようというようなことです。

「屁とも思わぬ相手が危ない」に似ているけれど、だけどそちらは相手が問題なわけで、これは「積もれば」に重点があるわけです。たとえば子どもが親に反抗するとき、こういうことが多いんじゃないですか。親が怒るときもそうだね。家族だから言えることと、家族だから我慢していることの、二つありますからね。

り

利子をもうけて　元手失う

これは得だと言うんだけど、気がついたら元手がなくなっているということです。たとえばこれだけ働いた、これだけ業績を上げたとか言っても、本来のものがなくなっているということもあるでしょう。

る

るんるんの　後ろにクルマ

あまり調子に乗っていると、危ない。

ぬ

濡れても　やがて乾く

まあそういうことです。いつまでもは濡れていない。陽が差すときもある。

を

をしえ忘れても　いのち忘れるな

「ああせいこうせい」とか「こういうふうに暮らしたらいい」ということも大事だけど基本は命ですよ。食生活を守るとかジョギングが大事とか言っても、命のほうが基本で、嵐の日でも一万歩歩くということはやめよう。

わ

忘れたら
そのままにしよう

忘れたらそれでいいじゃない？　忘れるというのも、命の働きの一つです。ふつうの記憶なら「思い出せ」と自分に命じて二時間くらい経つとふっと出てくることが多いです。

よ

よその子を
引き合いに出すな

すべての子どもが親の説教のときに感じることですな。

か

からだの感じを
大事にしよう

からだというのはメーターみたいなものですから、からだの感じを大事にしている人はあまり病気になりにくい。全然からだの感じがないような「元気な」人は、メーターがさびついている。からだの感じがなくて元気でない人の場合は、急に頭のほうに来ちゃうこともありますね。

た

誰がきみに
石を投げられよう

きみを非難する権利のある人はそうそういるもんじゃないよ、と。

れ

礼儀は 人のためならず

挨拶は最低限の対人関係というけれど、自分がみんなのなかにとけ込んでいくときに必要なものです。礼儀というのはなにも相手を立てているとか、相手に媚びているとかということじゃありませんよ、ということ。

つ

つらいときにも 動物園

つらいときでもちょっと動物園に行ってみるとか、気分転換が必要だということ。植物園でも水族館でもいいですが。

そ

そればかりは かわってやれない

この「それ」っていくつもありますよね。

ね

年賀状から 友情復活

年賀状というのは、ま、出してごらん。きみのことを心配している人はいるよ、どうしているかなぁと思っている人はいるよ、ということです。

な

なそうとするから
ならないこともある

しようとすると、それを止めるという反作用が起こって、かえってできないこともある。そっと目立たぬようにするほうがいい。「禁煙した、禁煙した」と言いふらさないでそっとやるほうがいいとかね（笑）。

ら

楽な道にも
難所は一二

そりゃそうだよ、ということやね。

む

無理を通せば
チェルノブイリ

もう知らない人もいるかもしれないけど、チェルノブイリというウクライナにある原子力発電所で、一九八六年に大爆発を起こしました。当時のソ連政府が、安全率がかけすぎだ、もっと出力が引きだせるとして無理をしたわけです。人間の頭も安全率がかかっているので、それをはずして無理しないように、と。ゆとりが大事ということです。

う

うれしいことも
疲れる

つらいことはむろん疲れる。だけど、楽しいことも疲れるということを計算に入れておきなさいということです。

ゐ

いのししも　飼い主次第

「猪突猛進も仕方ない」と見放さないこと。

お

お人好しの　下手な疑い

疑い深い人は、自分はお人好しだと思っていることが多い。疑わなくてもいいことを疑ったり、疑ってほしいことをあっさり信じたりする。

の

残しておけば　明日が楽しみ

本でも読み切ってしまうと忘れるんだ。何頁か残しておくと内容を覚えている。

く

苦しい時ばかりが　病気でない

病気のときはあんがい調子がよいと錯覚することもある。

や

山場は　長くて四十日

人間が「さあやるぞ」と言ってスタミナが続くのはせいぜい四十日くらいです。たいてい三週間くらいで一区切りがつく。また、仕事でも勉強でも遊びでもそういうふうにデザインするとよいでしょう、ということやね。

け

今日やりすぎたら　明日は手を抜こう

二日間、つまり四八時間で調整したらそうそう病気にはならない。

ま

迷ったら　森の奥に逃げるな

道に迷ったときに森の奥のほうに逃げるというのは、ちょっと病気にのめり込んでいくときに似ているんじゃないかなあ。

ふ

ふと眼を上げれば　サクラが咲いてる

ちょっと視点を変えてみる。すると……

こ

言葉よりも　態度で示そう

言葉というのはウソをつける。態度というのはウソつけんことはないけど、態度のほうが相手に伝わるということですね。態度七割、言葉三割といいますからね。

て

敵のこころは　合わせ鏡

憎き敵というか相手の気持ちというのは、あんがい自分の感情と似ていることが多い。

え

得手なことは　控え目に

自分の得意なことで失敗することが意外に多いですね。

あ

暴れる子に　教えられ

子どもが暴れるのはうれしいことではないけれど、それでハッと気がつくこともある。たとえば子どもの暴れ方によって悟ることもある。いつ暴れるかとか、暴れてもあるところは避けているとか、あることはしないとか……、いろいろありますでしょ。

さ

「さようなら」は「サイナラ」ではない

別れは別れにあらず。サイナラというのはただの別れだけど、さようならというのは含みが深いということかな。See you again というか。

き

気疲れは　万病のもと

からだの疲れや頭の疲れは一晩寝ればずいぶん治るけれど、気疲れというのは尾を引く。いまの言葉でいう「ストレス」は、たいていこの気疲れを指していますね。

ゆ

ゆとりも貯金も元手作りがだいじ

まず一〇万円ためるのが大変、次に一〇〇万円ためるのも大変だけど、そこを越すとうまく貯金ができるようになることが多いようです。余裕も、最初の一〇パーセントくらいはうまくはかどらないけれど、そのうちだんだん増えていくというようなことですかね。

め

めめしいようでも引き返そう

先行きどうもいかんという予感がしたら、男らしくないとか女らしくないとか考えずに、引き返したほうがいいということ。

み

見つめていると
吸い寄せられることも

そのことばかり考えていると目がそこに吸い付けられて、それしか見えなくなってしまうことがある。

ゑ

絵で表せば　手っとり
早いこともある

言葉ではわかりにくいこともあるよね。

し

幸せは
意地からは来ない

あっさりしているように見える人でも、意地にはまってしまうと何年何十年と無駄な時間を費やしてしまうことがある。

ひ

ひとのせいにすると
世界が敵に見える

誰が悪い、彼のせいだと言っていると、世界中が自分を敵視しているように思えてしまいますよ。

も

森を見て
目の前の木を忘れる

「木を見て森を見ず」の反対ですね。全体を見ることも大事だけど、そうそう全体を見ることばかりもできないし、目の前のものも大事ですよ、と。

す

スパイスだけで
料理はできない

そりゃそうでしょう。でもそういうふうにして、できそうに思ってしまうことが料理以外にはありますよねぇ。

せ

生命力が
出番を待っている

じっと待っていると自然回復力が助けに来てくれることもある。

京

今日できることも
明日までのばそう

そうするほうがよいことが意外に多いものですよ。

あとがきにかえて——この本が生まれるまで

なぜ、ある病院で私がこういう話をしに行ったかという縁からはじめよう。そして私の経験した病院の臨床について少しくわしく述べよう。そこで体験したこと、やったことがこの本の基礎だからである。私がやらなかったことは書いていないつもりである。

ただ四〇年近い過去から始まるので、時間の霞がかかっていることは了承していただきたい。通常型の記憶は楽しい記憶が六割、中立的な記憶が三割、嫌な記憶は一割という。人間は生理的に楽天的である。

I

兵庫県西宮市に有馬病院という精神科病院がある。西宮市といっても宝塚のほうが近く、西宮市の貯水池があるから市域になったのではないかと思われる。毎年、六甲山を須磨から宝塚まで縦走する行事があるが、その終点のほうに近い「鎌倉峡」という優雅な名の谷間にある。辺りはいまはめずらしくなった松山がみられ、春は山桜、秋は紅葉も美しい。もっとも二〇年来、団地がすぐ裏まで建て込んできて、最近は高速道路が開通してインターチェンジがある。

私が神戸大学在任当時、この有馬病院にお願いして何人かの医師を働かせていただいたことがある。なかには無理を願ったこともないではない。その際に院長室に入ったが、そこの本棚に精神医学の本がぎっしり詰まっていて、その多くが手ずれしている。そういう室内風景は外国の教授の部屋でみたことがあるぐらいである。そのことだけではないが、いまは理事長の石津元康先生を私は医師としてかねがね尊敬していた。

私が神戸大学を定年で辞める間際に、辞めた後は講義にきてほしいと有馬病院からのお誘いがあった。神戸大学からの医員がいても、この病院の伝統は京都府立医大である。私にはその伝統の一端にでも触れたいという好奇心もあって、お引き受けした。

2

ここは京都府立医大精神科の医師たちが建設した病院である。私のいた京大とは、医学界の長らく続いた伝統ではまったくの別系統である。鴨川をはさんで東岸の京大と西岸の京府大とは一種のライバルであった。創立は京府大のほうが古く、また府立であるせいもあって、京都府では就職先の病院も多かった。

私が学部一年生のころは双方がほぼ同時期に秋の文化祭をやっていた。医学関係の展示を行うと、互いに鴨川に架かる丸太町の橋を越えて相手の展示場に潜入し、素人を装ってさりげない質問をして十分油断させてから「えくぼをつくるのは何筋《きん》ですか？」と聞いて相手を凹ませようとするようなことをやりあっていた。「あ、京大だな、帰れ」というわけである。

私は学生時代に眼科の夜間臨床助手をして生活費の足しにしていた。そこに京府大の先生が来ておられ、じつにていねいに臨床を教えてくださって、私がめずらしい病気を発見したりするきっかけになったりした。その後、教授になられたが、先生に教わったことはいまも覚えている。そういうこともあって私には馴染みがあった。

3

私はけっきょく京大を去って、インターンは大阪大学、精神科は東大分院から青木病院、名古屋市立大学と、大学の系統とは無縁に、だれの指図も受けずに医学界を横に歩いてきた。それは安全なコースでは全然なかったが、自由裁量性というものは何にも代えられないものである。むろん個人的に好意をたまわった先達はかずかずある。

医学部が嫌になった私が六年いたウイルス研究所で「臨床では要りますよ」と学位をくれたので、東大分院にもぐり込んだ後も学位取得のための掣肘《せいちゅう》がなかった。学位を持っていながら無給で病棟に入り込んで患者を診ているとは奇特な、と思われていたかもしれない。

4

私は眼科である程度の域に達していた。当時は日本もだが私も貧しく、卒業してすぐ働くことを視野に入れていた。勉強と見学と、許される範囲の実習とをしていたのは私だけではなかったと思う。だが、数をこなすのが仕事の当時の臨床のなかで、私はなまじやれてしまうことの恐ろしさを知った。進歩向上心をなくしたのである。

そこで私は眼科は夜間にまわし、精神科は東大分院で三〜四人を担当することにした。経済的には大変だったが家族は耐えてくれた。

ある私立医大の眼科の偉い先生が夜間開業にあたって私をパートナーに選び、利益のほとんど半分を私に下さった。この方も恩人の一人である。一生懸命やっていると、学童のあいだで広まっていたトラコーマが数年でほとんどなくなってしまって、診療所は先細りになった。後では鉄粉の角膜刺入やアルカリ性眼炎という労働災害が主流になった。中小企業の多い下町であった。

5

青木病院も私は自分で選んだ。推薦者は臨床心理士であった（後に日大教授になった細木先生である）。面接試験で「週に一度は患者を診ることが条件です。それにここは常勤に限ります。全員が常勤医です」と言われて私は驚いた。

当時は医師が患者を月一度診ることができればよいほうだった。それは努力目標でさえあった。

そして院長以外の医師はパートタイマーであった。主治医は院長一人というところが少なくなかった(当時は東大でも主治医制をとっていたのは分院だけであった)。患者は毎回別の医師に診られるということがむしろ普通であった。

別の精神科病院で、他の医師の代理で宿直を引き受けることがあった。代理だからであろうと思いたいが、御馳走を出された代わりに「カルテにドイツ語で適当に書いておいてください」と言われたときは、「精神科医は誇りを持てない職業だ」としんそこ思ったものである。

だから私は一も二もなく、青木病院に勤めることにした。「いちおう五〇人を担当してください」と言われたが、「一度にどっと渡すのではなく、少しずつ増やしますから」というのもありがたかった。最初は三人から始まったのである。そして、受け持ち患者が五〇人に達したことはついになかった。三〇〇床足らずで常勤医ばかりがいつも一〇人前後いたからである。だから、必要に応じて週三回面接する患者も例外ではなかった。

6

家族面接が義務であった。私は木曜日の午後がその時間であって、担当患者の八家族と会うことになっていた。予約制だったので、家族はいきおい次回の予約をとる。これは、家族の患者離れを防ぐのに力があったといまも思う。先に患者と面会してもらってから会う場合もあった。この方法は、「ご家族の眼から(お子さんならお子さんは)どうみられましたか」と尋ねると意外なことがわかって有益だった。

何よりも、家族面接は権利であるということが重要だったのではないかと思う。家族が「先生はおいでですか、お手すきならちょっとお会いできませんか」と看護師に哀願する光景は普通であったが、それと権利として堂々と会う機会をとれるのとでは大違いである。家族の治療への参加意識も違うはずだ。実際、病院に家族が会いにこない患者は、孤独な人を除いて私の勤務年数のあいだに一人もいなかった。この家族面接方式はほうぼうの病院長に勧めたけれども、まだ実行しているという話を聞かない。どこかで実行しているところがあると思いたい。

外泊や退院のときに、主治医と看護師が見送るのは普通のことであった。外泊のときは「病院疲れをいやすのが目的の第一です」と言っていた。

7

急性の悪化が発生すると、特に身体病のときには深夜でも、運転のできない私を迎えに医者がきた。十分な数の医者を集めて治療するので、救急医療の勉強にもなった。

患者が開腹手術を受けるときにはできるだけ手術室に入るようにした。患者も外科医も、そのほうが安心する。虫垂炎の手術は局所麻酔なので、自然に医師が手を握りつづけるようになった。私は九例、虫垂炎の手術に立ち会ったが、八例はそれを契機に改善した。一例だけ急患があって私は立ち会えなかった。彼だけはまだ入院しているが、それは偶然かどうかわからないけれども、精神科医が立ち会うことが無意味とはいえないだろう。一度、手術が長引いて局所麻酔が切れたことがあった。私の手を必死で握りしめていた患者の手の感触はいまに覚えている。

8

六つある病棟にはそれぞれ医長が任命されたが、主治医はそこに担当患者を集めるのでなく、複数の病棟に患者をもっていた。患者が急性病棟、回復病棟、開放病棟と移っていっても主治医が変わらないからである。医長は病棟主任看護師の顧問、相談役であった。主任看護師の孤独を救う役まわりが必要だといまも思う。

医師が退職などの際には、次にどの医師を主治医にしたいかと患者に尋ねる習慣があった。辞める医師から、私を希望したといって頼まれた患者が何人かいる。これは不文律かもしれないし、担当患者数からみて実現しない場合もありえただろうが、たいていは余裕があったから私の場合は断ることがなかった。患者の医者選びはたいていよく考えてあり、治療成績の向上に寄与したと思う。一部の医師に偏ることはなかった。

往診は努めて行った。病院は、往診を積極的にやった。当時の私たちはパトカーを呼ぶのを精神科医の恥と思っていた。警察が踏み込むのをためらう修羅場でも、むろん丸腰で入っていった。そのマニュアルをつくって、後にある大学院の副読本になったこともあった。患者迎えのときには、残る家族に声をかけることが重要であるのを味わった。

当時は病床一〇〇床につき一年一人の入院患者の自殺はやむをえないといわれていたが、この三〇〇床の病院で四年近く一人の自殺者もなかった時期があった。ついに記録が破られたとき、その病棟の看護スタッフには患者自殺の経験者がいなかった。航空事故は、前の事故の際にパイロットだった世代が引退したときに起こるといわれるのを思い合わせた。

9

あるとき、医師の治療方針を統一するかどうかで大議論になったことがある。当時は、病院がそれぞれ生活療法とか精神分析治療とか、セールスポイントを打ち出すことが多かった。アンパイア役になられたのは慈恵医大の児童精神科医・中川四郎教授で、午前二時までつきあってくださって、「いまの皆の話を聴いていると、それぞれが自分の最善と思う方法でやるのがいちばんうまく行くと思う」と言われた。この結論は病院の活気に貢献したと思う。

私は早くから回復過程をみるために絵を描いたり、箱庭をつくったり、粘土細工をしてもらうことをはじめた。回復過程では患者は語らなくなる。発病過程に比べて回復過程が言葉で表現しにくいのは、風邪でも統合失調症でも変わらないと思う。いくつかの工夫をして、たいていの患者が絵を描くことができるようにした。芸術作品の制作が目的でなく、コミュニケーションの手段であり、それを介して対話が育つことをよしとした（この考え方は日本の芸術療法学会の主流となったが、日本独自とみえ、数年前に横浜であった国際精神医学会では山中康裕氏の率いる日本勢が、病理を重視する他国の表現病理学者と対決したそうである）。

回復過程を明らかにしてゆくには、簡単でも要領をえた看護日誌が役に立った。また臨床心理室の人たちに支持されて、毎回のように側につく若い心理士がおり、大学院生がやってきた。それでも、回復過程にはまだまだ明らかにされていないことが多い。

私の診た患者は、山手の中流階級か下町の中小企業の家族が多かった。比較的豊かな階層であり、初期には多少の差額があった。一日三〇〇円であったと思うが、主治医にその減免権があって、病院側からの反対に遭ったことはなかった。

措置入院患者は受けていなかった（したがって後には精神保健指定医の資格に勤務年数が算入されないことが問題となった）。これは議論の余地があるだろうが、病院も一つの社会であり、弱者保護はそこでも必要である。入院患者には何よりもまず安全を保証しなければならない。牢名主のような患者をどうやってつくらないようにするかは当時は大きな課題であった。私は男子病棟で統合失調症のほかにアルコール依存症、有機溶媒中毒患者を担当した。うつ病患者はそもそも入院が少なかった。

さまざまの独自な工夫は、初代の老院長が長年、斉藤茂吉院長の下で副院長として実質的に病院の責任を負って長く働いていた経験から生まれたものが多かったに違いない。老院長は「うちの精神科医は皆教授クラスじゃ」とスタッフを誇りにしておられたと聞く。その時代は精神科闘争の収束期であって、闘争に関係した学生は医局における待遇に差がある場合があった。彼らはそれを潔しとせずに、直接、病院に勤務した。この病院に来る人もいて、そういう人を中心に十数年若い世代が形成されていった。

看護部ではひそかに、私と同世代を野球チームになぞらえて「一軍」、若い世代を「二軍」と呼んでいたらしいが、いまはその「二軍」選手が日本の「一軍」選手となり、還暦を迎えつつある。
この時代は私の青春であり、当時の私はほんとうに水の中を泳ぐ魚のように自分を感じていた。

11

この本に書いてあることの根っ子の体験は、そこの一員として考え、工夫し、行動し、自戒したことが圧倒的に大部分である。私が自分の経験にもとづいてこういう本を出すことができるのも、ここでの体験があってのことである。

私たちのやり方は看護部に歓迎されたと思いたい。ほんの一例であるが、回復(寛解)過程論は私が去って久しい後まで看護部に語りつがれて、「もうすぐすっと楽になりますよ」といった判断が詰所で語られていたと、後にこの病院に勤務した後輩医師たちが何度か語った。この本が、『精神看護』に連載され看護出版部から出るのも、偶然ではないかもしれない。

12

私は精神科病院の医師で終始するつもりだったのだが、ひょんなことから神戸大学の精神科の責任者になってしまった。それでも、及ばずながら往診もした。それには積極的につきあってくれる研修医がいた。米国留学に旅立つ前夜に私と往診してくれたのは、当時の中堅医師である。私は多くの若い医師に助けられて、かろうじて職責を全うした。

精神科病棟を建てた直後に震災がやってきたのも不幸中の幸いだった。精神科的レスキューのセンターとしての役目を果たせたからである。この天災にあたって、私自身のしたことは後方支援に尽きる。食料を補給し、被災した医療者の住宅を探し、最寄りの温泉と契約して休養所を確保したといったことである。好意的であっても時に過大に語られることがあって恥ずかしい。

神戸大学を定年で辞めた後、有馬病院に講義に行ったことは冒頭に述べたとおりだが、行ってみると、私と同世代あるいは少し上の精神科医がおられ、若い世代も多かった。講義の後での医局での雑談も楽しく、私は大いに得るところがあった。

研修医クラスの人がよく私の本を持っていてサインなど求められる。不思議に思って聞けば、当時の京府大の研修医は、統合失調症にかんしては私のささやかな回復(寛解)過程論を参考にするようにと言われているとのことで、これは正直にいって私にとってはうれしい意外であって、老年に思わぬボーナスをもらった気持ちになった。

13

そのうちに、私は医学書院の白石正明氏の知遇を得て、山口直彦先生と共著の『看護のための精神医学』を出すことになった。これは一九八〇年ごろの看護学教科書の精神医学部門の一部であった。山口先生は紙幅の関係で削除した私の原稿を二〇年保存しておられ、白石氏がそれを整理し、全面的に改稿して出版された。

その第二版を出したころ、たまたま急性期患者の錯乱にどう対するかという問題が雑誌に取り上げられ、ついにタブーを破って対処法が出版された(『医療者のための包括的暴力防止プログラム』医学書院）。

私は以前、神戸大学でも私なりの暴力対処法を語ったり、ときには必要に迫られて実践したことがあった。けっきょく有馬病院の医局、看護部、臨床心理室のみなさんが合同で、ごく初歩的なことを私が語るのを聞くということになった。白石氏は院長の許可を得てテープに採録し、それに手を入れた。その後は暴力だけでなくさまざまなテーマについて話したものを連載した（『精神看護』二〇〇五年十一月〜二〇〇六年十一月号の計七回）。はからずも今回、連載には収載できなかった章の追加、大幅な構成の変更などを施した後、それが出版されることになった。

講義という性格上、まとまらないお話で申し訳ないが、老医の土産話とでも思っていただきましょう。

本書発行にあたって、江口重幸氏（東京武蔵野病院）、西村敏樹氏（成城木下病院）、原田誠一氏（原田メンタルクリニック）、滝川一廣氏（大正大学）、田中克昌氏・三宅雅人氏・覺前正雄氏（有馬病院）、坂口敬人氏（坂口診療所）、宮本真巳氏（東京医科歯科大学）、向谷地生良氏（浦河べてるの家）、上岡陽江氏（ダルク女性ハウス）のみなさまに原稿を通読していただき貴重なご意見を頂戴しました。記して感謝いたします。

最後になりましたが、連続講義を一貫して支援され、有馬病院の名を出すことを快諾された現理事長の石津元康先生、現院長の川嶋祥樹先生をはじめ、病院の医師、看護、心理、事務の方々に深くお礼申し上げます。医学書院の石川誠子氏には『精神看護』連載に際してお世話になりました。

また、前述の白石氏には、編集はもちろんのこと、精神医学、あるいは医学全体についての討論の相手になっていただき、大いに啓発されましたことを特記したく思います。
ふつうの医療者が理解し実行もできるような精神医学を私はずっと目指してきた。いくぶんなりとも達成できているだろうか。

二〇〇七年三月三日

神戸にて

中井久夫

第三刷の機会に（二〇〇七年六月三〇日）

いざ本になったものを読むと、一個人の体験がいかに狭いかがわかります。私自身がいくらでも例外や反対例を思いつくのですから。

ただ、ぜひ付け加えておこうと思うのは、人にも言い自分にも言い聞かせたことですが、「この患者さんが安心して治れる条件は何だろう?」と考えてみることが大事だということです。それが見えないときは「現状維持がすでにメリットである。改善はボーナス」と考えることが、医療者の士気を保つために必要だと思います。考えてみれば、身体病では最大限の努力の結果が現状維持であることがむしろ普通でしょう。

もうひとつ、こころのバランスを取り戻してから八か月は「壁を塗った後の生乾き」状態だと思って、ゆとり優先、万事控えめ、八分目でお願いしたいのです。学校の先生で四日で復調して六か月で復帰された女性が、やはり七か月目と八か月目では違いましたよ、と言われました。七か月目では本調子じゃなかったというのです。八か月って長いと思われるかもしれませんが「急がば廻れ」です。どうして八か月かはわかりませんが、創傷《きりきず》が完全に治癒して白い一本の線になるまでやはり八か月かかるということを学生時代に病理学の教科書で読みました。

索引

＊太字は医療者側の発する言葉

あ

か

ま

著者紹介

中井久夫（なかい・ひさお）
1934年奈良県生まれ。精神科医。京都大学法学部入学後、医学部へ転部。京都大学ウイルス研究所、東京大学医学部附属病院分院、青木病院などに勤務。名古屋市立大学、神戸大学などを経て、現在、神戸大学名誉教授。1989年に読売文学賞、1996年に毎日出版文化賞を受賞。2013年に文化功労者に選出された。
2022年8月8日逝去（享年88）。

主な著書に、『中井久夫著作集』岩崎学術出版社、『中井久夫コレクション1〜5』筑摩書房、『分裂病と人類』東京大学出版会、『治療文化論』『私の日本語雑記』岩波書店、『日本の医者』日本評論社、『記憶の肖像』『家族の深淵』『アリアドネからの糸』『最終講義：分裂病私見』『西欧精神医学背景史』『清陰星雨』『徴候・記憶・外傷』『時のしずく』『関与と観察』『樹をみつめて』『臨床瑣談（正・続）』『日時計の影』『サリヴァン、アメリカの精神科医』『「昭和」を送る』『統合失調症の有為転変』他みすず書房、『看護のための精神医学』医学書院、などがある。
主な訳書に、サリヴァン『精神医学は対人関係論である』『サリヴァンの精神科セミナー』、ハーマン『心的外傷と回復』、バリント（共訳）『一次愛と精神分析技法』、ヤング（共訳）『PTSDの医療人類学』、『エランベルジェ著作集』、パトナム『解離』、カーディナー（共訳）『戦争ストレスと神経症』などのほか、『現代ギリシャ詩選』、『カヴァフィス全詩集』、『リッツォス詩集　括弧』、ヴァレリー『若きパルク／魅惑』（以上みすず書房）などがある。

シリーズ ケアをひらく

こんなとき私はどうしてきたか

発行――――2007年 5 月 25 日　第 1 版第 1 刷©
2025年 2 月 1 日　第 1 版第 15 刷

著者――――中井久夫

発行者―――株式会社　医学書院
代表取締役　金原　俊
〒113-8719　東京都文京区本郷 1-28-23
電話 03-3817-5600（社内案内）

装幀――――松田行正＋中村晋平＋加藤愛子
印刷・製本―㈱アイワード

ISBN978-4-260-00457-2

シリーズ ケアをひらく ❶

第73回

毎日出版文化賞受賞!

[企画部門]

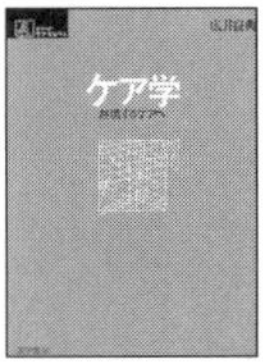

ケア学：越境するケアへ●広井良典●2300円●ケアの多様性を一望する———どの学問分野の窓から見ても、〈ケア〉の姿はいつもそのフレームをはみ出している。医学・看護学・社会福祉学・哲学・宗教学・経済・制度等々のタテワリ性をとことん排して〝越境〟しよう。その跳躍力なしにケアの豊かさはとらえられない。刺激に満ちた論考は、時代を境界線引きからクロスオーバーへと導く。

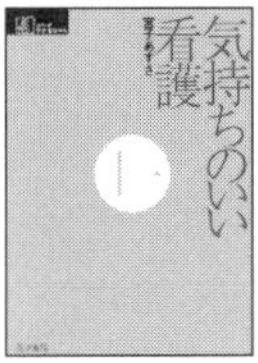

気持ちのいい看護●宮子あずさ●2100円●患者さんが気持ちいいと、看護師も気持ちいい、か?———「これまであえて避けてきた部分に踏み込んで、看護について言語化したい」という著者の意欲作。〈看護を語る〉ブームへの違和感を語り、看護師はなぜ尊大に見えるのかを考察し、専門性志向の底の浅さに思いをめぐらす。夜勤明けの頭で考えた「アケのケア論」!

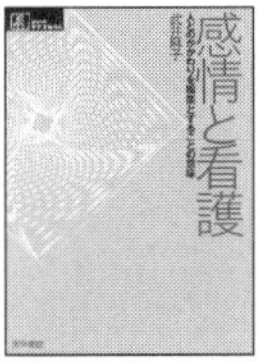

感情と看護：人とのかかわりを職業とすることの意味●武井麻子●2400円●看護師はなぜ疲れるのか———「巻き込まれずに共感せよ」「怒ってはいけない!」「うんざりするな!!」。看護はなにより感情労働だ。どう感じるべきかが強制され、やがて自分の気持ちさえ見えなくなってくる。隠され、貶められ、ないものとされてきた〈感情〉をキーワードに、「看護とは何か」を縦横に論じた記念碑的論考。

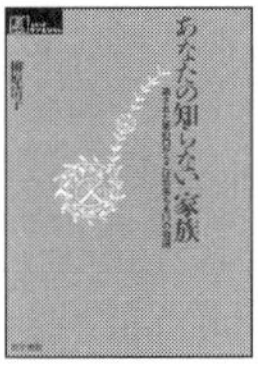

あなたの知らない「家族」：遺された者の口からこぼれ落ちる13の物語●柳原清子●2000円●それはケアだろうか———幼子を亡くした親、夫を亡くした妻、母親を亡くした少女たちは、佇む看護師の前で、やがて「その人」のことを語りはじめる。ためらいがちな口と、傾けられた耳によって紡ぎだされた物語は、語る人を語り、聴く人を語り、誰も知らない家族を語る。

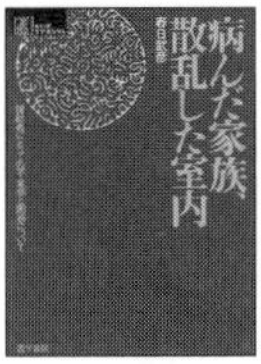

病んだ家族、散乱した室内：援助者にとっての不全感と困惑について●春日武彦●2200円●善意だけでは通用しない———一筋縄ではいかない家族の前で、われわれ援助者は何を頼りに仕事をすればいいのか。罪悪感や無力感にとらわれないためには、どんな「覚悟とテクニック」が必要なのか。空疎な建前論や偽善めいた原則論の一切を排し、「ああ、そうだったのか」と腑に落ちる発想に満ちた話題の書。

本シリーズでは、「科学性」「専門性」「主体性」といったことばだけでは語りきれない地点から《ケア》の世界を探ります。

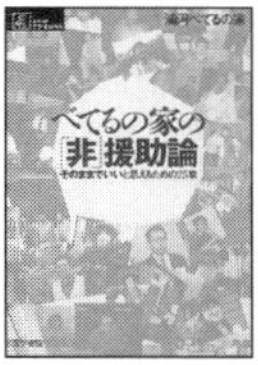

べてるの家の「非」援助論：そのままでいいと思えるための25章●浦河べてるの家●2000円●それで順調！———「幻覚＆妄想大会」「偏見・差別歓迎集会」という珍妙なイベント。「諦めが肝心」「安心してサボれる会社づくり」という脱力系キャッチフレーズ群。それでいて年商1億円、年間見学者2000人。医療福祉領域を超えて圧倒的な注目を浴びる〈べてるの家〉の、右肩下がりの援助論！

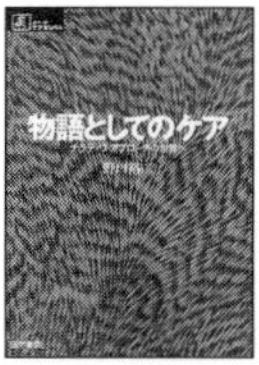

物語としてのケア：ナラティヴ・アプローチの世界へ●野口裕二●2200円●「ナラティヴ」の時代へ———「語り」「物語」を意味するナラティヴ。人文科学領域で衝撃を与えつづけているこの言葉は、ついに臨床の風景さえ一変させた。「精神論 vs. 技術論」「主観主義 vs. 客観主義」「ケア vs. キュア」という二項対立の呪縛を超えて、臨床の物語論的転回はどこまで行くのか。

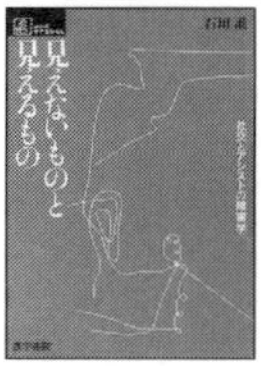

見えないものと見えるもの：社交とアシストの障害学●石川准●2000円●だから障害学はおもしろい———自由と配慮がなければ生きられない。社交とアシストがなければつながらない。社会学者にしてプログラマ、全知にして全盲、強気にして気弱、感情的な合理主義者……〝いつも二つある〟著者が冷静と情熱のあいだで書き下ろした、つながるための障害学。

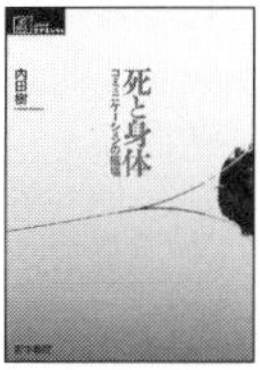

死と身体：コミュニケーションの磁場●内田 樹●2000円●人間は、死んだ者とも語り合うことができる———〈ことば〉の通じない世界にある「死」と「身体」こそが、人をコミュニケーションへと駆り立てる。なんという腑に落ちる逆説！「誰もが感じていて、誰も言わなかったことを、誰にでもわかるように語る」著者の、教科書には絶対に出ていないコミュニケーション論。読んだ後、猫にもあいさつしたくなります。

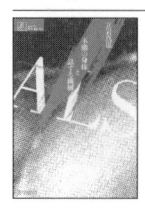

ALS 不動の身体と息する機械●立岩真也●2800円●それでも生きたほうがよい、となぜ言えるのか———ALS当事者の語りを渉猟し、「生きろと言えない生命倫理」の浅薄さを徹底的に暴き出す。人工呼吸器と人がいれば生きることができると言う本。「質のわるい生」に代わるべきは「質のよい生」であって「美しい死」ではない、という当たり前のことに気づく本。

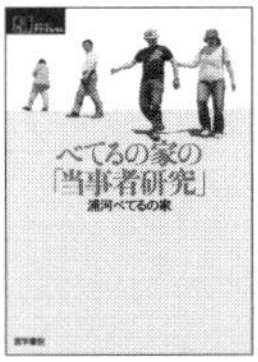

べてるの家の「当事者研究」●浦河べてるの家●2000円●研究？ ワクワクするなあ―――べてるの家で「研究」がはじまった。心の中を見つめたり、反省したり……なんてやつじゃない。どうにもならない自分を、他人事のように考えてみる。仲間と一緒に笑いながら眺めてみる。やればやるほど元気になってくる、不思議な研究。合い言葉は「自分自身で、共に」。そして「無反省でいこう！」

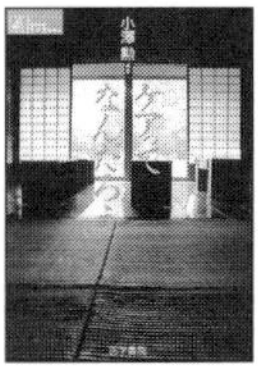

ケアってなんだろう●小澤勲編著●2000円●「技術としてのやさしさ」を探る七人との対話―――「ケアの境界」にいる専門家、作家、若手研究者らが、精神科医・小澤勲氏に「ケアってなんだ？」と迫り聴く。「ほんのいっときでも憩える椅子を差し出す」のがケアだと言い切れる人の《強さとやさしさ》はどこから来るのか―――。感情労働が知的労働に変換されるスリリングな一瞬！

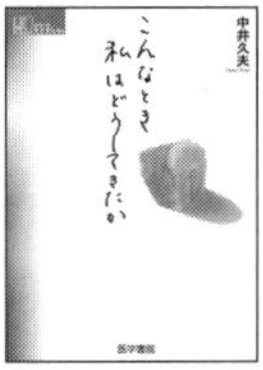

こんなとき私はどうしてきたか●中井久夫●2000円●「希望を失わない」とはどういうことか―――はじめて患者さんと出会ったとき、暴力をふるわれそうになったとき、退院が近づいてきたとき、私はどんな言葉をかけ、どう振る舞ってきたか。当代きっての臨床家であり達意の文章家として知られる著者渾身の一冊。ここまで具体的で美しいアドバイスが、かつてあっただろうか。

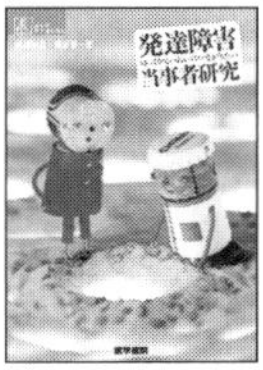

発達障害当事者研究：ゆっくりていねいにつながりたい●綾屋紗月＋熊谷晋一郎●2000円●あふれる刺激、ほどける私―――なぜ空腹がわからないのか、なぜ看板が話しかけてくるのか。外部からは「感覚過敏」「こだわりが強い」としか見えない発達障害の世界を、アスペルガー症候群当事者が、脳性まひの共著者と探る。「過剰」の苦しみは身体に来ることを発見した画期的研究！

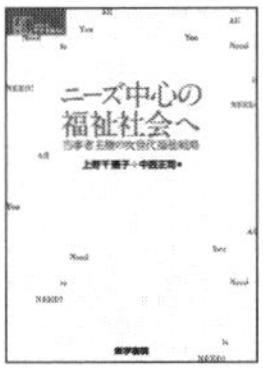

ニーズ中心の福祉社会へ：当事者主権の次世代福祉戦略●上野千鶴子＋中西正司編●2200円●社会改革のためのデザイン！ ビジョン!! アクション!!!―――「こうあってほしい」という構想力をもったとき、人はニーズを知り、当事者になる。「当事者ニーズ」をキーワードに、研究者とアクティビストたちが「ニーズ中心の福祉社会」への具体的シナリオを提示する。

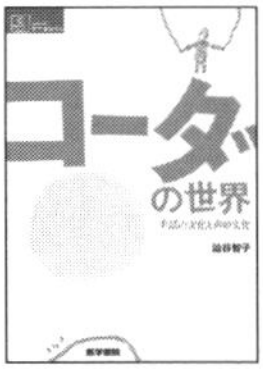

コーダの世界：手話の文化と声の文化●澁谷智子●2000円●生まれながらのバイリンガル?———コーダとは聞こえない親をもつ聞こえる子どもたち。「ろう文化」と「聴文化」のハイブリッドである彼らの日常は驚きに満ちている。親が振り向いてから泣く赤ちゃん? じっと見つめすぎて誤解される若い女性? 手話が「言語」であり「文化」であると心から納得できる刮目のコミュニケーション論。

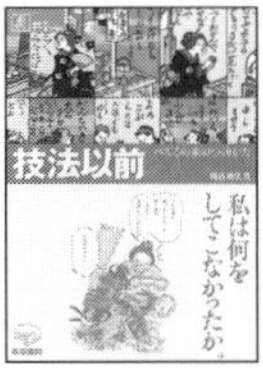

技法以前：べてるの家のつくりかた●向谷地生良●2000円●私は何をしてこなかったか———「幻覚&妄想大会」をはじめとする掟破りのイベントはどんな思考回路から生まれたのか? べてるの家のような〝場〟をつくるには、専門家はどう振る舞えばよいのか? 「当事者の時代」に専門家にできることを明らかにした、かつてない実践的「非」援助論。べてるの家スタッフ用「虎の巻」、大公開!

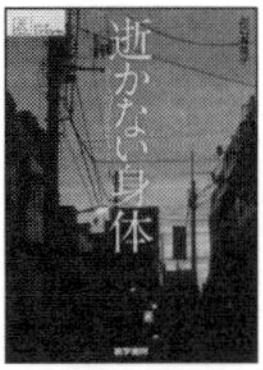

逝かない身体：ALS 的日常を生きる●川口有美子●2000円●即物的に、植物的に —— 言葉と動きを封じられたALS患者の意思は、身体から探るしかない。ロックトイン・シンドロームを経て亡くなった著者の母を支えたのは、「同情より人工呼吸器」「傾聴より身体の微調整」という究極の身体ケアだった。重力に抗して生き続けた母の「植物的な生」を身体ごと肯定した圧倒的記録。

第41回大宅壮一ノンフィクション賞受賞作

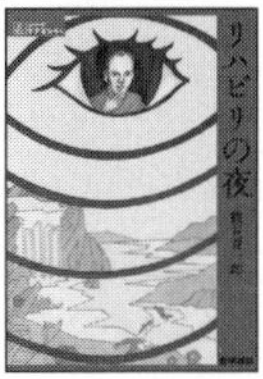

リハビリの夜●熊谷晋一郎●2000円●痛いのは困る——現役の小児科医にして脳性まひ当事者である著者は、《他者》や《モノ》との身体接触をたよりに、「官能的」にみずからの運動をつくりあげてきた。少年期のリハビリキャンプにおける過酷で耽美な体験、初めて電動車いすに乗ったときの時間と空間が立ち上がるめくるめく感覚などを、全身全霊で語り尽くした驚愕の書。

第9回新潮ドキュメント賞受賞作

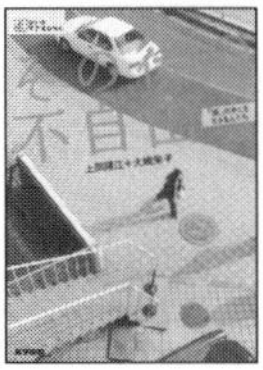

その後の不自由●上岡陽江＋大嶋栄子●2000円●〝ちょっと寂しい〟がちょうどいい——トラウマティックな事件があった後も、専門家がやって来て去っていった後も、当事者たちの生は続く。しかし彼らはなぜ「日常」そのものにつまずいてしまうのか。なぜ援助者を振り回してしまうのか。そんな「不思議な人たち」の生態を、薬物依存の当事者が身を削って書き記した当事者研究の最前線!

第２回日本医学ジャーナリスト協会賞受賞作

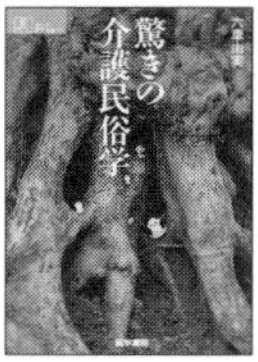

驚きの介護民俗学●六車由実●2000円●語りの森へ――気鋭の民俗学者は、あるとき大学をやめ、老人ホームで働きはじめる。そこで流しのバイオリン弾き、蚕の鑑別嬢、郵便局の電話交換手ら、「忘れられた日本人」たちの語りに身を委ねていると、やがて新しい世界が開けてきた……。「事実を聞く」という行為がなぜ人を力づけるのか。聞き書きの圧倒的な可能性を活写し、高齢者ケアを革新する。

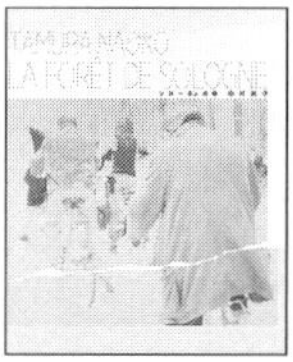

ソローニュの森●田村尚子●2600円●ケアの感触、曖昧な日常――思想家ガタリが終生関ったことで知られるラ・ボルド精神病院。一人の日本人女性の震える眼が掬い取ったのは、「フランスのべてるの家」ともいうべき、患者とスタッフの間を流れる緩やかな時間だった。ルポやドキュメンタリーとは一線を画した、ページをめくるたびに深呼吸ができる写真とエッセイ。B5変型版。

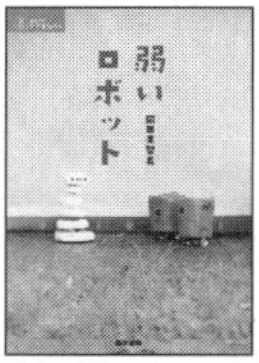

弱いロボット●岡田美智男●2000円●とりあえずの一歩を支えるために――挨拶をしたり、おしゃべりをしたり、散歩をしたり。そんな「なにげない行為」ができるロボットは作れるか？　この難題に著者は、ちょっと無責任で他力本願なロボットを提案する。日常生活動作を規定している「賭けと受け」の関係を明るみに出し、ケアをすることの意味を深いところで肯定してくれる異色作！

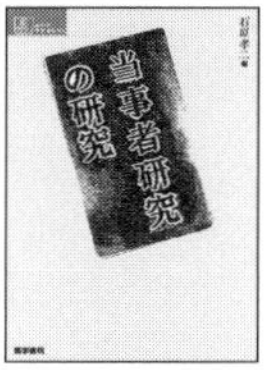

当事者研究の研究●石原孝二編●2000円●で、当事者研究って何だ?――専門職・研究者の間でも一般名称として使われるようになってきた当事者研究。それは、客観性を装った「科学研究」とも違うし、切々たる「自分語り」とも違うし、勇ましい「運動」とも違う。本書は哲学や教育学、あるいは科学論と交差させながら、“自分の問題を他人事のように扱う”当事者研究の圧倒的な感染力の秘密を探る。

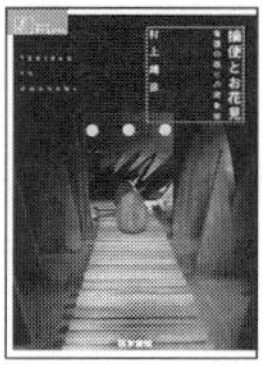

摘便とお花見：看護の語りの現象学●村上靖彦●2000円●とるにたらない日常を、看護師はなぜ目に焼き付けようとするのか――看護という「人間の可能性の限界」を拡張する営みに吸い寄せられた気鋭の現象学者は、共感あふれるインタビューと冷徹な分析によって、その不思議な時間構造をあぶり出した。巻末には圧倒的なインタビュー論を付す。看護行為の言語化に資する驚愕の一冊。

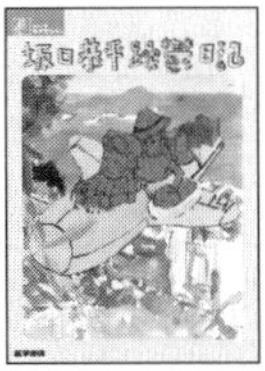

坂口恭平躁鬱日記●坂口恭平●1800円●僕は治ることを諦めて、「坂口恭平」を操縦することにした。家族とともに。——マスコミを席巻するきらびやかな才能の奔出は、「躁」のなせる業でもある。「鬱」期には強固な自殺願望に苛まれ外出もおぼつかない。この病に悩まされてきた著者は、あるとき「治療から操縦へ」という方針に転換した。その成果やいかに！ 涙と笑いと感動の当事者研究。

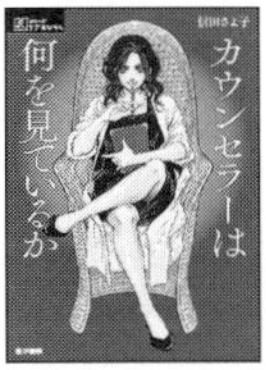

カウンセラーは何を見ているか●信田さよ子●2000円●傾聴？ ふっ。——「聞く力」はもちろん大切。しかしプロなら、あたかも素人のように好奇心を全開にして、相手を見る。そうでなければ〈強制〉と〈自己選択〉を両立させることはできない。若き日の精神科病院体験を経て、開業カウンセラーの第一人者になった著者が、「見て、聞いて、引き受けて、踏み込む」ノウハウを一挙公開！

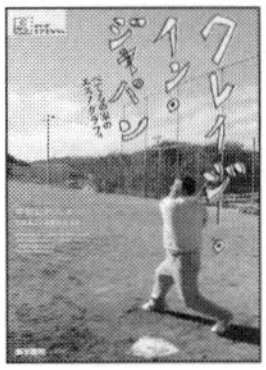

クレイジー・イン・ジャパン：べてるの家のエスノグラフィ●中村かれん●2200円●日本の端の、世界の真ん中。——インドネシアで生まれ、オーストラリアで育ち、イェール大学で教える医療人類学者が、べてるの家に辿り着いた。7か月以上にも及ぶ住み込み。10年近くにわたって断続的に行われたフィールドワーク。べてるの「感動」と「変貌」を、かつてない文脈で発見した傑作エスノグラフィ。付録DVD「Bethel」は必見の名作！

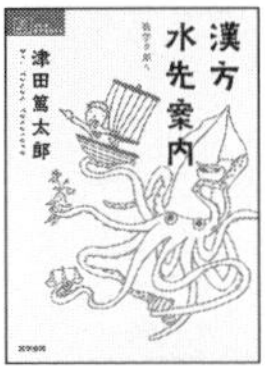

漢方水先案内：医学の東へ●津田篤太郎●2000円●漢方ならなんとかなるんじゃないか?—— 原因がはっきりせず成果もあがらない「ベタなぎ漂流」に追い込まれたらどうするか。病気に対抗する生体のパターンは決まっているならば、「生体をアシスト」という方法があるじゃないか！ 万策尽きた最先端の臨床医がたどり着いたのは、キュアとケアの合流地点だった。それが漢方。

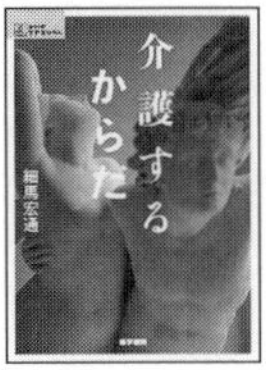

介護するからだ●細馬宏通●2000円●あの人はなぜ「できる」のか?—— 目利きで知られる人間行動学者が、ベテランワーカーの神対応をビデオで分析してみると……、そこには言語以前に〝かしこい身体〟があった！ ケアの現場が、ありえないほど複雑な相互作用の場であることが分かる「驚き」と「発見」の書。マニュアルがなぜ現場で役に立たないのか、そしてどうすればうまく行くのかがよーく分かります。

第 16 回小林秀雄賞
受賞作
紀伊國屋じんぶん大賞
2018 受賞作

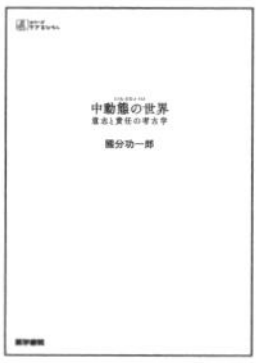

中動態の世界：意志と責任の考古学●國分功一郎●2000 円●「する」と「される」の外側へ——強制はないが自発的でもなく、自発的ではないが同意している。こうした事態はなぜ言葉にしにくいのか？ なぜそれが「曖昧」にしか感じられないのか？ 語る言葉がないからか？ それ以前に、私たちの思考を条件付けている「文法」の問題なのか？ ケア論にかつてないパースペクティヴを切り開く画期的論考！

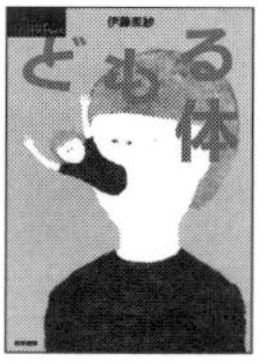

どもる体●伊藤亜紗●2000 円●しゃべれるほうが、変。——話そうとすると最初の言葉を繰り返してしまう（＝連発という名のバグ）。それを避けようとすると言葉自体が出なくなる（＝難発という名のフリーズ）。吃音とは、言葉が肉体に拒否されている状態だ。しかし、なぜ歌っているときにはどもらないのか？ 徹底した観察とインタビューで吃音という「謎」に迫った、誰も見たことのない身体論！

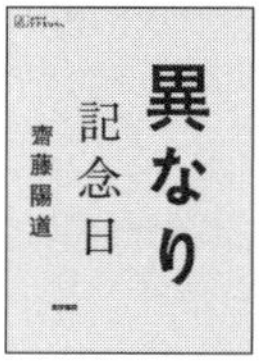

異なり記念日●齋藤陽道●2000 円●手と目で「看る」とはどういうことか——「聞こえる家族」に生まれたろう者の僕と、「ろう家族」に生まれたろう者の妻。ふたりの間に、聞こえる子どもがやってきた。身体と文化を異にする 3 人は、言葉の前にまなざしを交わし、慰めの前に手触りを送る。見る、聞く、話す、触れることの〈歓び〉とともに。ケアが発生する現場からの感動的な実況報告。

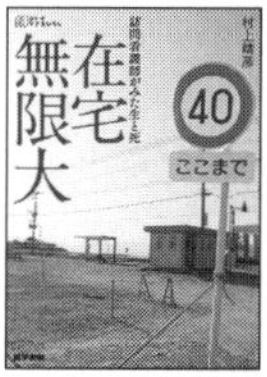

在宅無限大：訪問看護師がみた生と死●村上靖彦●2000 円●「普通に死ぬ」を再発明する——病院によって大きく変えられた「死」は、いま再びその姿を変えている。先端医療が組み込まれた「家」という未曾有の環境のなかで、訪問看護師たちが地道に「再発明」したものなのだ。著者は並外れた知的肺活量で、訪問看護師の語りを生け捕りにし、看護が本来持っているポテンシャルを言語化する。

第 19 回大佛次郎論壇賞
受賞作
紀伊國屋じんぶん大賞
2020 受賞作

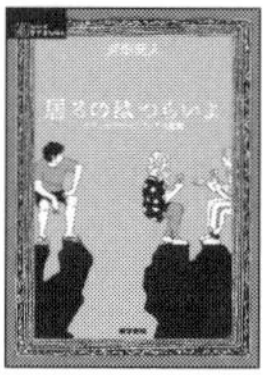

居るのはつらいよ：ケアとセラピーについての覚書●東畑開人●2000 円●「ただ居るだけ」vs.「それでいいのか」——京大出の心理学ハカセは悪戦苦闘の職探しの末、沖縄の精神科デイケア施設に職を得た。しかし勇躍飛び込んだそこは、あらゆる価値が反転する「ふしぎの国」だった。ケアとセラピーの価値について究極まで考え抜かれた、涙あり笑いあり出血（！）ありの大感動スペクタル学術書！

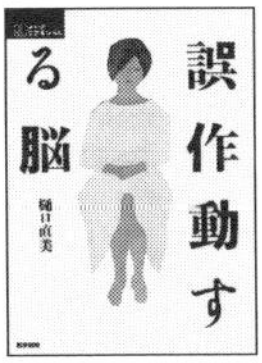

誤作動する脳●樋口直美● 2000円●「時間という一本のロープにたくさんの写真がぶら下がっている。それをたぐり寄せて思い出をつかもうとしても、私にはそのロープがない」――ケアの拠り所となるのは、体験した世界を正確に表現したこうした言葉ではないだろうか。「レビー小体型認知症」と診断された女性が、幻視、幻臭、幻聴など五感の変調を抱えながら達成した圧倒的な当事者研究！

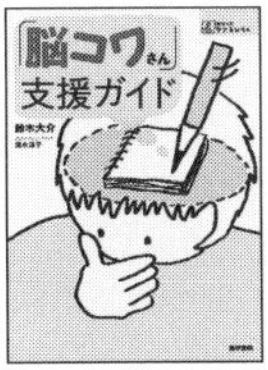

「脳コワさん」支援ガイド●鈴木大介●2000円●脳がコワれたら、「困りごと」はみな同じ。――会話がうまくできない、雑踏が歩けない、突然キレる、すぐに疲れる……。病名や受傷経緯は違っていても結局みんな「脳の情報処理」で苦しんでいる。だから脳を「楽」にすることが日常を取り戻す第一歩だ。疾患を超えた「困りごと」に着目する当事者学が花開く、読んで納得の超実践的ガイド！

第9回日本医学ジャーナリスト協会賞受賞作

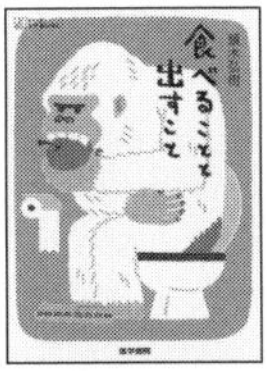

食べることと出すこと●頭木弘樹● 2000円●食べて出せればOKだ！（けど、それが難しい……。）――潰瘍性大腸炎という難病に襲われた著者は、食事と排泄という「当たり前」が当たり前でなくなった。IVHでも癒やせない顎や舌の飢餓感とは？　便の海に茫然と立っているときに、看護師から雑巾を手渡されたときの気分は？　切実さの狭間に漂う不思議なユーモアが、何が「ケア」なのかを教えてくれる。

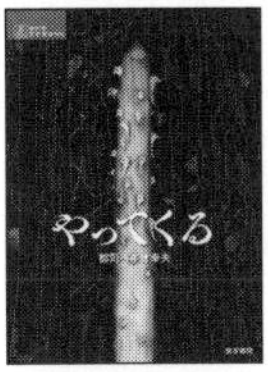

やってくる●郡司ペギオ幸夫● 2000円●「日常」というアメイジング！――私たちの「現実」は、外部からやってくるものによってギリギリ実現されている。だから日々の生活は、何かを為すためのスタート地点ではない。それこそが奇跡的な達成であり、体を張って実現すべきものなんだ！　ケアという「小さき行為」の奥底に眠る過激な思想を、素手で取り出してみせる圧倒的な知性。

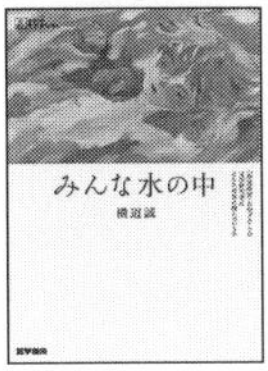

みんな水の中●横道　誠● 2000円●脳の多様性とはこのことか！――ASD（自閉スペクトラム症）とADHD（注意欠如・多動症）と診断された大学教員は、彼を取り囲む世界の不思議を語りはじめた。何もかもがゆらめき、ぼんやりとしか聞こえない水の中で、〈地獄行きのタイムマシン〉に乗せられる。そんな彼を救ってくれたのは文学と芸術、そして仲間だった。赤裸々、かつちょっと乗り切れないユーモアの日々。

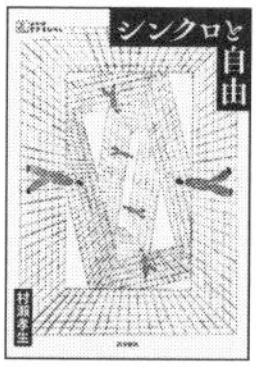

シンクロと自由●村瀬孝生●2000円●介護現場から「自由」を更新する——「こんな老人ホームなら入りたい！」と熱い反響を呼んだNHK番組「よりあいの森 老いに沿う」。その施設長が綴る、自由と不自由の織りなす不思議な物語。しなやかなエピソードに浸っているだけなのに、気づくと温かい涙が流れている。万策尽きて途方に暮れているのに、希望が勝手にやってくる。

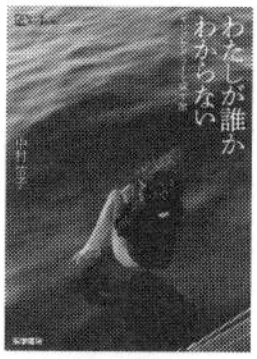

わたしが誰かわからない：ヤングケアラーを探す旅●中村佑子●2000円●ケア的主体をめぐる冒険的セルフドキュメント！——ヤングケアラーとは、世界をどのように感受している人なのか。取材はいつの間にか、自らの記憶をたぐり寄せる旅に変わっていた。「あらかじめ固まることを禁じられ、自他の境界を横断してしまう人」として、著者はふたたび祈るように書きはじめた。

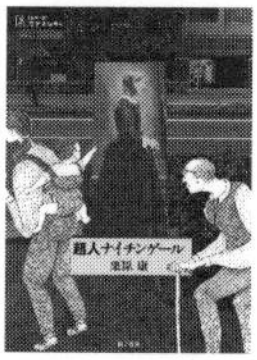

超人ナイチンゲール●栗原 康●2000円●誰も知らなかったナイチンゲールに、あなたは出会うだろう——鬼才文人アナキストが、かつてないナイチンゲール伝を語り出した。それは聖女でもなく合理主義者でもなく、「近代的個人」の設定をやすやすと超える人だった。「永遠の今」を生きる人だった。救うものが救われて、救われたものが救っていく。そう、看護は魂にふれる革命なのだ。

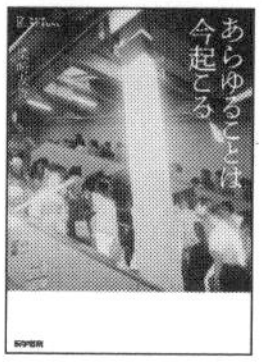

あらゆることは今起こる●柴崎友香●2000円●私の体の中には複数の時間が流れている——ADHDと診断された小説家は、薬を飲むと「36年ぶりに目が覚めた」。自分の内側でいったい何が起こっているのか。「ある場所の過去と今。誰かの記憶と経験。出来事をめぐる複数からの視点。それは私の小説そのもの」と語る著者の日常生活やいかに。SFじゃない並行世界報告！

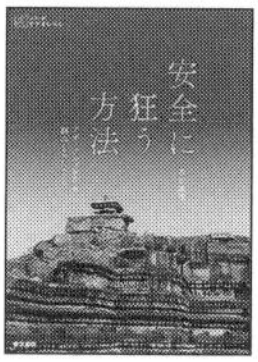

安全に狂う方法●赤坂真理●2000円●「人を殺すか自殺するしかないと思った」——そんな私に、女性セラピストはこう言った。「あなたには、安全に狂う必要が、あります」。そう、自分を殺しそうになってまで救いたい自分がいたのだ！ そんな自分をレスキューする方法があったのだ、アディクションという《固着》から抜け出す方法が！ 愛と思考とアディクションをめぐる感動の旅路。

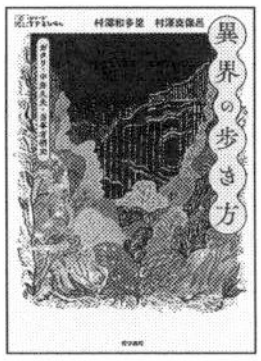

異界の歩き方●村澤和多里・村澤真保呂●2000円●行ってきます！ 良い旅を！——精神症状が人をおそうとき、世界は変貌する。異界への旅が始まるのだ。そのとき〈旅立ちを阻止する〉よりも、〈一緒に旅に出る〉ほうがずっと素敵だ。フェリックス・ガタリの哲学と、べてるの家の当事者研究に、中井久夫の生命論を重ね合わせると、新しいケアとエコロジーの地平がひらかれる！

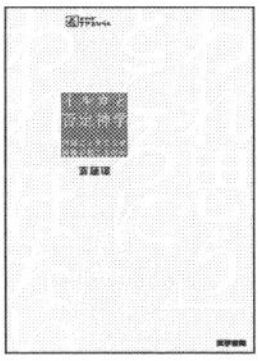

イルカと否定神学●斎藤 環●2000円●言語×時間×身体で「対話」の謎をひらく——対話をめぐる著者の探求は、気づくとデビュー作以来の参照先に立ち返っていた。精神分析のラカンと、学習理論のベイトソンである。そこにバフチン（ポリフォニー論）とレイコフ（認知言語学）が参入し、すべてを包含する導きの糸は中井久夫だ。こうして対話という魔法はゆっくりとその全貌を現しはじめた。

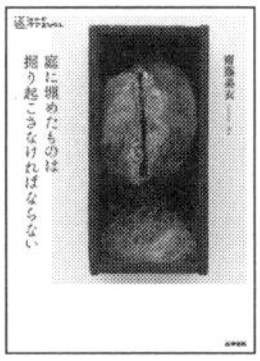

庭に埋めたものは掘り起こさなければならない●齋藤美衣●2000円●自閉スペクトラム症により幼少期から世界に馴染めない感覚をもつ著者。急性骨髄性白血病に罹患するも、病名が告知されなかったことで世界から締め出された感覚に。さらに白血病が寛解し、「生き残って」しまったなかで始まる摂食障害。繰り返し見る庭の夢。壮大な勇気をもって自分の「傷」を見ようとした人の探求の書。

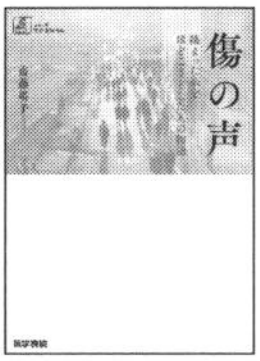

傷の声：絡まった糸をほどこうとした人の物語●齋藤塔子●2000円●複雑性PTSDを生きた女性がその短き人生を綴った自叙伝。ストレートで東大、看護師、優しい人。けれども激しく自分を痛めつける。ほとんどの人が知らない、彼女がそれをする事情。私たちは目撃するだろう。「病者」という像を超えて、「物語をもつ1人の人間」が立ち上がるのを。

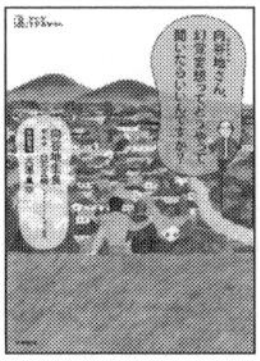

向谷地さん、幻覚妄想ってどうやって聞いたらいいんですか？●向谷地生良●2000円●「へぇー」がひらくアナザーワールド！——精神医療の常識を溶かし、対人支援の枠組みを更新しつづける「べてるの家」の向谷地生良氏。当事者がどんな話をしても彼は「へぇー」と興味津々だ。その「へぇー」こそがアナザーワールドの扉をひらく鍵だったのだ！ 大澤真幸氏の特別寄稿は必読。